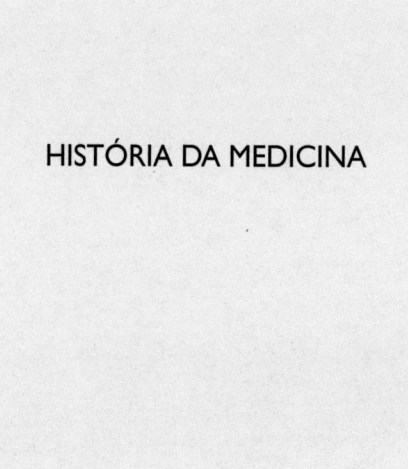

HISTÓRIA DA MEDICINA

Catherine Allamel-Raffin
Alain Leplège
Lybio Martire Junior

História da Medicina

Edição brasileira organizada por
Márcio Fabri dos Anjos

Revisão de termos médicos de
Dr. José Marques Filho

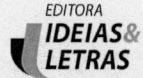

EDITORA
IDEIAS &
LETRAS

DIRETOR EDITORIAL:
Marcelo C. Araújo

COPIDESQUE:
Paola Goussain de Souza Lima

EDITOR:
Márcio F. dos Anjos

REVISÃO:
Leila Cristina Dinis Fernandes

TRADUÇÃO:
Aquiles Von Zuben

DIAGRAMAÇÃO:
Simone Godoy

COORDENAÇÃO EDITORIAL:
Ana Lúcia de Castro Leite

CAPA:
Alfredo Castillo

Título original: *Histoire de la Médecine*
© Dunod, Paris, 2008.
ISBN 978-2-10-050642-2

Todos os direitos em língua portuguesa, para o Brasil,
reservados à Editora Ideias & Letras, 2025.

4ª impressão

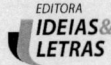

Rua Oliveira Alves, 164
Ipiranga – São Paulo/SP
Cep: 04210-060
Televendas: 0800 777 6004
Editorial: (11) 3862-4831
vendas@ideiaseletras.com.br
www.ideiaseletras.com.br

Dados Internacionais de Catalogação na Publicação (CIP)
(Câmara Brasileira do Livro, SP, Brasil)

Allamel-Raffin, Catherine
História da Medicina / Catherine Allamel-Raffin, Alain Leplège,
Lybio Martire Junior; edição brasileira organizada por Márcio Fabri dos Anjos;
revisão de termos médicos de José Marques Filho; [tradução Aquiles Von Zuben].
Aparecida, SP: Ideias & Letras, 2011.

Título original: *Histoire de la Médecine*.
Bibliografia
ISBN 978-85-7698-115-2

1. Medicina - História 2. Médicos I. Leplèg   Alain. II. Martire Junior,
Lybio. III. Anjos, Márcio Fabri dos. IV. Título.

11-07819   CDD-610.9

Índices para catálogo sistemático:
1. Medicina: História 610.9

Sumário

Introdução: História da Medicina – 11

Parte I
Em direção a uma Medicina científica – 13

1. Da Pré-história ao Renascimento – 15
   I. A Medicina arcaica – 15
   II. A Medicina hipocrática – 17
   III. Entre Hipócrates e Galeno – 22
   IV. A obra de Galeno – 23
   V. A transmissão oriental – 25
   VI. O nascimento da anatomia moderna – 26

2. O início da Medicina científica na Idade Clássica – 29
   I. Os debates filosóficos – 31
   II. A Fisiologia – 35
   III. A anatomopatologia – 37
   IV. A renovação da clínica – 38
   V. A contribuição das estatísticas e das probabilidades para a emergência de uma política de saúde pública – 38
   VI. Primeiros ensaios clínicos e progressos terapêuticos – 43

3. A Medicina científica no século XIX – 47
  I. O método anatomoclínico e a Escola de Paris – 47
  II. A Medicina e o laboratório – 54
  III. Progresso da Epidemiologia – 59
  IV. O nascimento da Microbiologia – 63

4. A Medicina científica no século XX – 67
  I. A emergência da biologia e da patologia moleculares – 68
  II. Progressos tecnológicos e terapêuticos – 68
  III. A interdisciplinaridade como característica de pesquisas no século XX – 71
  IV. Em direção à Medicina clínica científica *(Medicina Baseada em Evidências)* – 76

5. Breve história da Medicina brasileira – 85
  (Lybio Martire Junior)
  I. Profissionais de Medicina – 89
  II. Assistência hospitalar – 92
  III. Ensino médico – 94
  IV. Pesquisa científica – 98
  V. Sociedades médicas – 99
  VI. Regulamentação da Medicina – 100

Parte II
Quatro estudos de caso – 103

6. Ignaz Semmelweis e a febre puerperal – 105
  I. Os fatos – 105
  II. Os modos de raciocínio – 106

III. Qual é o papel do acaso na descoberta da causa da febre puerperal – 115
IV. Por que Semmelweis não logrou convencer seus pares? – 116

7. Barry Marshall e Robin Warren – *Helicobacter pylori* e as úlceras de estômago – 123
I. Um encadeamento de descobertas – 123
II. Acaso e modos de raciocínio – 125
III. As interações entre teorias, instrumentos e experimentações – 128
IV. A pesquisa contemporânea: um trabalho de colaboração – 135
V. A difusão dos conhecimentos: os contatos pessoais, as conferências, as revistas especializadas e os meios de comunicação de massa – 137
VI. O consenso – 139
VII. Pode-se falar de Revolução Kuhniana no caso de *Helicobacter pylori?* – 140

8. A controvérsia Pasteur-Pouchet sobre a geração espontânea – 141
I. O que é uma controvérsia científica? – 142
II. O montante da controvérsia Pasteur-Pouchet – 142
III. As diferentes etapas da controvérsia Pasteur-Pouchet sobre a geração espontânea – 145
IV. A interpretação da controvérsia pelos sociólogos fortistas – 152

V. A interpretação da controvérsia pelos teóricos
   do ator-rede – 156
VI. As críticas – 159

9. História de uma patologia mental: o autismo – 163
I. Patologia mental: construção social
   ou origem orgânica? – 163
II. O problema de definição das patologias mentais – 165
III. Evolução do conceito de autismo – 168
IV. Conclusão – 179

Cronologia da Medicina – 181

Bibliografia geral – 191

Índice remissivo – 195

Introdução

Aliviar o sofrimento de indivíduos enfermos por meio de cuidados é uma atividade tão antiga quanto a humanidade. Os quadros conceituais, materiais ou institucionais nos quais tais cuidados são oferecidos variaram consideravelmente em função de épocas e locais. No entanto progressivamente as modalidades do exercício da Medicina, tal como as conhecemos, foram justificadas por meio de argumentos factuais, observações e raciocínios incidindo sobre a natureza dos fenômenos (patológicos ou não), sobre as estruturas e sobre as funções do organismo implicadas na observação da saúde e no desenvolvimento das doenças. A instauração progressiva dessas modalidades de exercício constitui um caminho sem-fim e disseminado por ciladas.

Entretanto, parece que no século XIX tenha ocorrido uma mudança importante no âmbito desse encaminhamento. A Medicina tornou-se efetivamente científica, apoiando-se simultaneamente sobre o progresso de outras ciências e desenvolvendo metodologias próprias. Aquisições relevantes em matéria de explicação dos fenômenos vieram à luz. Tais conquistas multiplicaram-se no século XX, acompanhadas por notável evolução da eficácia das intervenções terapêuticas, sejam profiláticas, sejam medicamentosas ou cirúrgicas. Assim a Medicina pôde contribuir paralelamente com a melhora da qualidade da alimentação e da higiene da vida, e, consequentemente, com o crescimento espetacular da duração da vida humana. Na Europa, a expectativa de vida de um homem medieval era de 25 anos, atualmente se aproxima dos 80 anos.

Em tal contexto geral, esta obra tem como objetivo central estimular o leitor a privilegiar uma atitude reflexiva em relação ao conhecimento médico, adotando uma perspectiva crítica, não meramente histórica, mas igualmente epistemológica. A obra divide-se em duas grandes partes:

— De início, um apanhado cronológico destinado a proporcionar ao leitor as principais balizas temporais relativas às conquistas determinantes da Medicina, à evolução de suas grandes opções teóricas e de suas metodologias de investigação.

— Em seguida, quatro estudos de caso que apresentam e cruzam instrumentos de análise da história, da filosofia e da sociologia das ciências, a fim de enfatizar a complexidade das lógicas inerentes às diligências adotadas pelos médicos e pesquisadores no decorrer dos séculos.

Naturalmente, é impossível, no espaço aqui concedido, pretender qualquer exaustividade. O foco foi direcionado para a história da Medicina científica ocidental. Privilegiamos os aspectos lógicos e metodológicos da investigação médica, os modos de pensamento e a emergência de conceitos novos; e atribuímos menor importância às práticas e às instituições que definiram, a cada momento da história, o exercício cotidiano da Medicina e as condições de pesquisa nesse domínio de saber e de saber-fazer. O leitor que deseja uma informação mais ampla sobre tais pontos poderá reportar-se às obras de referência citadas ao longo do texto e na bibliografia final.

Parte I

Em direção a uma Medicina científica

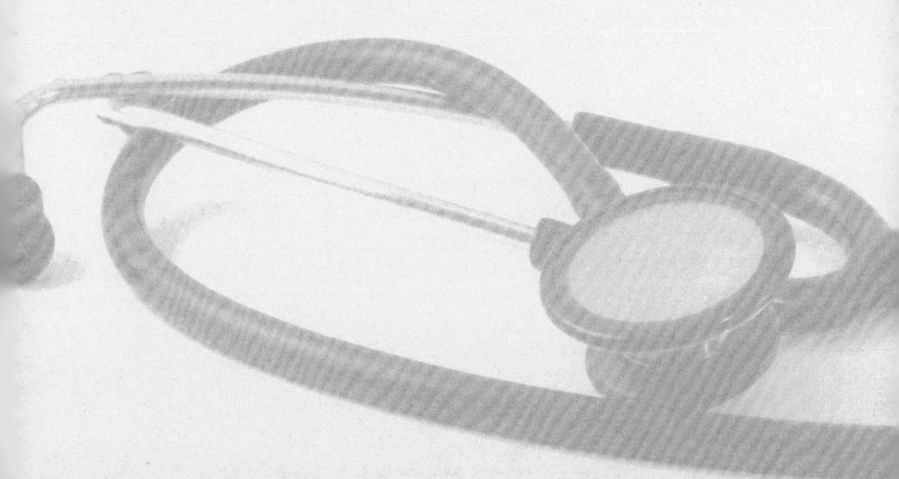

1. Da Pré-história ao Renascimento

I. A Medicina arcaica

A história da Medicina, da Pré-história à Antiguidade, caracteriza-se por um traço essencial: a emancipação progressiva e parcial em relação às *concepções mágico-animistas e religiosas das doenças e dos tratamentos terapêuticos*.

Durante a Pré-história e os tempos arcaicos, a doença era, na verdade, comumente concebida como a intrusão de um objeto material inanimado ou de um ser vivo material, ou de ser imaterial no organismo de um indivíduo (Grmek, 1995, t. 1, p. 215). A causa dessa intrusão era a vontade de um ser supranatural, de uma divindade, que punia, de certo modo, uma falta pessoal cometida pelo indivíduo ou uma culpa coletiva assumida por toda uma comunidade. Tais concepções mágico-animistas e religiosas desenvolviam assim as primeiras formas daquilo que os historiadores da Medicina denominaram a *concepção ontológica da doença*. Essa consistia em reificar a doença e concebê-la como *um estado* ou *uma entidade*.

Para alcançar a cura, era necessário apelar para aqueles que, em razão de seus poderes ocultos, ocupavam uma função de intermediários entre o ser sobrenatural encolerizado e os seres humanos: os feiticeiros, padres mágicos ou xamãs. Esses deveriam, supostamente, identificar a fonte do mal (nomear a divindade responsável), explicar o motivo da cólera divina e prescrever o que deveria ser feito. As prescrições, cujo conhecimento era transmitido oralmente, consistiam essencialmente em práticas mágicas, como encantações e gestos rituais destinados a expulsar a entidade maléfica alojada no organismo, e porte de amuletos ou de tatuagens. Entretanto, desde tempos arcaicos, apelou-se progressivamente a recursos de uma Medicina empírica. Exploravam-se as virtudes curativas de plantas medicinais, como o ópio, a beladona, o cânhamo indiano (tabletes babilônicos datados no ano 2000 a.C.). Sabia-se reduzir e conter um rompimento (*papirus* Edwin Smith, datando de 1700 a.C., mas que remetiam a práticas bem mais antigas). Por outro lado, se no âmbito das concepções mágico-animistas as doenças não eram identificadas como tais, associações de sintomas começaram a se estabelecer a partir do terceiro milênio antes de nossa era.

Paralelamente e de modo independente, desenvolveram-se na China, desde o terceiro milênio, práticas médicas originais (veja abaixo a *cronologia*) e na Índia desde o segundo milênio (idade de ouro entre o X e o VIII séculos antes de nossa era).

A partir do século V a.C., um novo quadro de pensamento surgiu lentamente na Grécia. Foi com os Milésios que, em primeiro lugar, se constituiu essa *nova imagem do mundo*, para retomar a expressão de J. P. Vernant em sua obra *As origens do pensamento grego*. Tales, Anaximandro e Anaxímenes elaboraram doutrinas em cujo seio a ação e a vontade divinas não constituíam mais princípios explicativos. Segundo esses Físicos,[1] para compreender *de onde e por que vias o mundo veio*

---

[1] N.T.: Assim se denominavam os pensadores pré-socráticos.

a ser (*ibidem*, p. 119), era necessário conferir a dignidade de *arché*, vale dizer, de princípio primeiro, a elementos, tais como a água (Tales), o ar (Anaxímenes) ou a uma realidade distinta de todos os elementos, formando sua origem comum, o *apeiron* de Anaximandro. Para esse último, os elementos definiam-se por sua oposição recíproca. Os conflitos entre esses elementos conduzem a vitórias sempre acompanhadas de compensação, para estabelecer de modo definitivo uma ordem que mantivesse entre as forças presentes uma exata *isotes* e um equilíbrio tornado possível pela prioridade do *apeiron*. Como escreve Vernant, "essa nova imagem do mundo, Anaximandro destacou-a com suficiente rigor para que se impusesse como uma espécie de lugar-comum ao conjunto dos filósofos pré-socráticos, assim como ao pensamento médico" (Vernant, p. 89-90). Assim, se em seu empreendimento de racionalização os primeiros filósofos gregos atribuíram pouca importância à observação metódica dos doentes, em contrapartida tornaram possível o desenvolvimento de um novo pensamento médico, tal como se verá no *Corpus hipocrático*.

II. A Medicina hipocrática

A ideia de isonomia encontrada em Anaximandro e igualmente em sua expressão política, sob a forma da democracia grega, foi utilizada pelo médico pitagórico Alcméon para definir a saúde. Esta é "a *isonomia tón dynameon*, o equilíbrio dos poderes, o unido e o seco, o frio e o quente, o amargo e o doce etc.; a doença resulta ao contrário da *monarchia* de um elemento sobre os outros, pois a dominação exclusiva de um elemento particular é destrutiva" (Vernant, ibidem, p. 90).

Encontra-se tal concepção de saúde no *Corpus hipocrático* (Hipócrates, *Obras completas*. E. Littré). Hipócrates de Cós (460-375 ou 351 a.C.), membro da linhagem dos asclépios (isto é, daqueles que se pretendiam descendentes de Asclépio, o semideus da Medicina), provavelmente não é o autor do conjunto de textos (sessenta) que compõe esse *corpus*. Se esses textos, dos quais alguns foram redigidos por membros de sua escola, eventualmente se contradizem, podem-se neles descobrir algumas grandes linhas doutrinais. Assim, a *doutrina dos quatro humores*, que se encontra detalhada em um tratado redigido pelo genro de Hipócrates, Políbio (*Da natureza do homem*). Todo corpo vivo é constituído por partes sólidas (ossos, tendões etc.) e por quatro humores: o sangue, a fleuma ou pituita, a bile amarela e a bile negra. Cada um desses humores é, por sua vez, associado a um órgão (respectivamente coração, cérebro, vesícula biliar, baço) e a uma estação do ano durante a qual predominam (primavera, inverno, verão, outono). No âmbito dessa doutrina, a doença e a saúde são antes de tudo questão *de equilíbrio e desequilíbrio*.

> "Há saúde precisamente quando esses humores estão numa justa relação de crase (isto é, quando são harmônicos), em proporção e em quantidade, e sobretudo quando sua mistura é perfeita. Há doença quando há falta ou excesso de um desses humores, ou quando ele se separa do corpo e não se une aos demais" (Hipócrates, *De la nature de l'homme, Oeuvres VI*, p. 49).

A enfermidade é uma discrasia, isto é, o resultado de um desequilíbrio, de uma desordem interna. Ela é provocada especialmente pelo clima ou pela alimentação. Assim, a fleuma é um humor frio. No inverno (estação fria) corre-se, mais comumente, o risco de um excesso de fleuma, traduzido no fato de que o nariz pinga. O desequilíbrio dos humores característico da enfermidade pode ser corrigido por cocção (coagular o humor para diminuir seu volume e evacuá-lo por meio de supuração ou transpiração) ou por crise (evacuação por vômito ou expectoração).

Desse modo, o que se revela com a escola hipocrática é uma *concepção dinâmica da enfermidade*. Essa já não é mais pensada, como nos tempos arcaicos e de acordo com a concepção ontológica, como um estado ou uma entidade. Ela é definida como *um processo*.

A partir do que precede, pode-se depreender diversas observações. Em primeiro lugar, com a escola hipocrática assiste-se a um empreendimento de *racionalização* da reflexão médica. Essa se caracteriza por uma *dessacralização* e por uma *naturalização* dos fenômenos que o médico deve levar em consideração. Desse modo, a respeito da epilepsia, encontram-se no tratado *Doença sagrada* (Hipócrates, *A arte da Medicina*, Paris, Flammarion 1999) as seguintes afirmações:

> "Sobre a doença denominada sagrada, eis como é. De modo algum ela me parece mais divina que as outras doenças, nem mais sagrada, e assim como todas as outras doenças tem uma origem natural de onde nascem, esta doença tem uma origem natural e uma causa que a desencadeia" (p. 146).

Tal distinção revela-se essencial. Com efeito, a partir dela, o conhecimento médico pôde desenvolver-se de modo autônomo, rejeitando as causas sobrenaturais das doenças. Para o médico as *causas naturais* devem ser levadas em conta. Estas podem ser esclarecidas a partir da *observação metódica e do raciocínio;* por exemplo, a epilepsia se explica pelas mudanças dos ventos que provocam fluxos de humor frios, levando a uma superabundância de fleuma no cérebro. A propósito da doença dos Citas,[2] encontra-se no tratado *Ares, águas, lugares* o seguinte raciocínio: a doença ataca mais os indivíduos ricos que os indivíduos pobres. Ora, a enfermidade que fosse a manifestação de uma ira divina deveria atingir indiferentemente toda a comunidade. Consequentemente, é melhor preferir, a essa explicação sobrenatural, aquela segundo a qual os aristocratas se dedicam a uma prática excessiva de equitação, que tem por efeito provocar uma obstrução sanguínea das articulações e, como consequência, uma incapacidade para o coito e uma fraca fecundidade.

A partir dos exemplos precedentes, pode-se entender que o humorismo e a naturalização dos fenômenos tiveram como resultado uma atenção nova atribuída ao meio exterior. Fatores como a natureza do solo, das águas, dos ventos e os fatores climáticos devem ser levados em consideração. A influência do clima é particularmente evocada na obra *Ares, águas, lugares,* na qual se distinguem as noções de *endemios* e de *epidemios*:

"Por *endemios*, (Hipócrates) designava as doenças que se observam sem profusão excessiva, de modo mais ou menos constante em cada população, porém sem remissão. Por *epidemios*, ele designava a velocidade peculiar das doenças que

---

[2] N.T.: Povo do norte da Europa antiga.

invadem bruscamente certas populações, por períodos breves, mas que atingem um grande número de indivíduos" (L. Massé e G. Massé, *Introduction à l'épidemiologie*, Paris, EDISEM-Maloine, 1977).

Ao lado deste empreendimento de racionalização da *etiologia* (a busca pelas causas das doenças), a prática do médico hipocrático devia resultar da *interpretação de um conjunto de sinais* – o que pressupõe também uma atividade de observação metódica e de raciocínio. O tratado intitulado *Epidemias VI* contém a seguinte recomendação: "Tomar o corpo do enfermo como objeto de exame: visão, audição, olfato, tato, gosto, razão" (Hipócrates, *op. cit.*, VI, p. 43). Tratava-se de reconhecer e interpretar os sinais favoráveis e desfavoráveis manifestados pelo doente, a fim de conhecer a natureza da doença (o diagnóstico) e de prever a evolução (prognóstico). Dentre esses, pode-se citar o que se denominará posteriormente o "fácies hipocrática", vale dizer, a aparência característica que toma a face durante as horas que precedem a morte.

Para auxiliar os médicos em sua atividade cotidiana, numerosos tratados hipocráticos (intitulados *Epidemias*) descreviam casos particulares de doenças sob a forma de fichas. Outros tratados (intitulados *Doenças*) constituíam uma *nosologia* (classificação das doenças) segundo a ordem "da cabeça aos pés": doenças da cabeça, do pescoço, do peito etc. A apresentação de cada enfermidade comportava as seguintes etapas: denominação, semiologia (estudo dos sinais), terapêutica e prognóstico.

No que concerne à terapêutica, os tratamentos recomendados por Hipócrates inspiravam-se na ideia segundo a qual a Medicina deve somente auxiliar a natureza no processo de cura (conforme a noção de *natura medicatrix)*. A intervenção destinada, antes de tudo, a um reequilíbrio dos humores (favorecendo o humor minoritário) deveria ser realizada no momento oportuno sob a forma de regime alimentar ou exercícios físicos, ou ainda sob a forma de tratamento: seja por evacuação (vomitivos, laxativos, diuréticos), seja por incisões (as sangrias), seja por cauterizações.

A Medicina hipocrática traduziu-se por uma racionalização que a distanciava da Medicina dos tempos arcaicos, permanecia, entretanto, pré-científica, não comportando anatomia (um termo como "vaso" designava indistintamente o que transporta o ar e os humores). Por outro lado, ela se ligava a uma *abordagem qualitativa* dos fenômenos observados.

Enfim, no plano ético, o famoso juramento de Hipócrates fixava as modalidades práticas das relações que os médicos deveriam estabelecer entre si e com seus pacientes. Esse juramento foi adotado, com algumas emendas, como fundamento do código de deontologia da profissão médica até os dias de hoje.

III. Entre Hipócrates e Galeno

Após Hipócrates, uma escola helenista desenvolveu-se em Alexandria na primeira metade do século III a.C. Herófilo de Calcedônia (335-280 a.C.) e Erasístrato de Céos (310-250 a.C.) ali ensinaram e praticaram a Medicina. Eram continuadores da doutrina hipocrática no que se refere ao humorismo, e a novidade de suas atitudes se traduziu no fato de realizarem autópsias e provavelmente vivissecções em condenados à morte. *Anatomia* e *Fisiologia* (a ciência que trata das funções dos órgãos de seres vivos) se desenvolveram, assim, durante algumas dezenas de anos. Herófilo, em especial, estabeleceu uma distinção entre nervos sensitivos e nervos motores e descreveu os ventrículos do cérebro e os ovários. Foi pioneiro ao propor um estudo da pulsação distinguindo sua força e sua velocidade.

Em matéria de etiologia, a posição de Herófilo, enquanto anatomista, consistiu em determinar as causas intermediárias entre causas evidentes e causas veladas acessíveis unicamente por meio de raciocínio (P. Pelleri, "Medicine", in *Le savoir grec*, Paris, Bordas, 1996, p. 448).

Diversas escolas ou "seitas" que se desenvolveram na continuação de Herófilo e Erasistrato podem caracterizar-se por sua relação com o raciocínio. Os *Empíricos*, em oposição aos *Dogmáticos*, consideravam que as causas veladas são inacessíveis e que só a experiência pode fornecer as boas indicações com relação ao tratamento a ser dispensado ao enfermo. Para os *Metodistas* não era necessário nem mesmo tomar qualquer posição em relação a isso, uma vez que as eventuais realidades veladas, cuja existência era negada pelos *Empiristas*, não representam utilidade alguma no âmbito da prática médica.

IV. A obra de Galeno

No reinado de Marco Aurélio, no século II de nossa era, Galeno (131-201) elaborou a síntese de certo número de doutrinas ou pontos doutrinais em matéria de conhecimento médico. Em particular, manteve a noção de *pneuma* de Platão (conceito que designa um ar particular, um sopro vital que provê os órgãos de movimento), o finalismo aristotélico (segundo o qual cada ser existe em vista de um fim) e o humorismo hipocrático.

Em matéria de anatomia, Galeno dedicou-se à dissecção e vivissecção de animais, em particular de macacos e porcos. Fez descobertas relativas aos músculos do tórax, ao tendão de Aquiles e aos ossos. Trabalhou também com nervos, distinguindo sete pares de nervos cranianos, os nervos recorrentes, os nervos raquidianos e os nervos cervicais. Ocupou-se com experimentações, seccionando em diversos níveis a medula espinhal de animais, constatando os efeitos produzidos.

Em seu tratado *De usu Partium*, Galeno propôs sua teoria da circulação sanguínea. Estabeleceu a distinção entre dois tipos de sangue – venoso e arterial – distribuídos no conjunto do organismo a partir de dois órgãos, respectivamente o fígado e o coração. O sangue venoso deve supostamente "nutrir" o corpo por meio do seguinte processo: a parte útil dos alimentos absorvidos pelos indivíduos era digerida no estômago e nos intestinos, em seguida enviada para o fígado, onde era submetida a uma cocção que a transformava em sangue venoso. A partir daí, esse sangue "cozido" migrava em ondas pelas veias até os órgãos, incluindo os pulmões e o coração, a fim de os "nutrir". O sangue atingia esse último pela veia cava no ventrículo direito e, daí, uma parte migrava pela "veia arterial" (a artéria pulmonar) até o pulmão, onde era consumida. Uma parte do sangue passava pelos poros da parede interventricular no ventrículo esquerdo, sede do calor inato, onde se misturava com o *pneuma* proveniente dos pulmões pela "artéria venosa" (a veia pulmonar) e era novamente aquecida. Em seguida, esse sangue arterial distribuía, a partir do ventrículo esquerdo, o calor vital por todo o corpo. Os dois sangues, venoso e arterial, circulavam juntos graças à faculdade atrativa dos órgãos do corpo que deles carecem e da faculdade repulsiva do fígado e do coração. A Fisiologia galena atribuía especial importância a essa noção de faculdade e a de função (atração, assimilação, retenção, repulsão) que lhe são associadas. Cada função é devida a uma faculdade inata desejada pela natureza e inscrita no corpo. Obtém aqui uma concepção finalista, segundo a qual cada coisa existe em vista de um fim – neste caso, cada órgão existe em função do exercício de uma dada função.

Vê-se aqui em ação o espírito sincrético de Galeno combinando o *pneuma* platônico com o finalismo naturalista e o modelo termo-cardiocêntrico de Aristóteles e com a teoria das faculdades (atrativa, repulsiva, digestiva...). Os equívocos fatuais que essa doutrina comportava não impediram que ela conquistasse enorme sucesso durante quinze séculos, particularmente uma grande revivescência no Renascimento. Durante esse longo período, tal foi o desempenho, em seu aspecto geral, do ensinamento de Galeno, de modo especial os tratamentos terapêuticos que ele promoveu na linhagem daqueles creditados a Hipócrates: as sangrias, os regimes e os medicamentos (a triaga, composta por aproximadamente sessenta plantas, supostamente capaz de debelar todos os males), e igualmente os banhos e aspersões de água.

V. A transmissão oriental

Ao Oriente Árabe atribui-se a tradução, a transmissão e o enriquecimento da tradição médica antiga.

No Império Bizantino, a Medicina tomou uma orientação prática dominada pela clínica e pela terapêutica.

Os países islâmicos estabeleceram instituições médicas nas quais prosperaram cristãos, judeus e iranianos convertidos.

Citamos Rhazés (aproximadamente 850-925); Isaac, o hebreu (880-932); Avicena (980-1037); Abulcassis (aprox. 936-1013); Avenzoar (aprox. 1090-1160); Averróes (1126-1198); Maimônides (1135-1204). (Conferir no final deste livro a cronologia e a obra de R. Rasched e de R. Morélon [Eds.], 1997.)

VI. O nascimento da anatomia moderna

As condições de possibilidade de uma Medicina científica foram estabelecidas progressivamente nos séculos XV e XVI. Dentre essas condições, destaca-se o *nascimento de um pensamento anatômico*, que concebia todos os fenômenos fisiológicos e patológicos como redutíveis à morfologia interna do organismo (Grmek, 1997, tomo 2, p. 7).

Durante a Antiguidade e a Idade Média, os cadáveres humanos eram considerados sagrados, devendo assim ser honrados. Essa concepção sagrada do corpo dificultava a realização de autópsias sistemáticas, suscetíveis de enriquecer o conhecimento da estrutura do organismo. Em geral, pensa-se que o estudo anatômico macroscópico se defrontou com a hostilidade acentuada da Igreja. De fato, o papa Bonifácio VIII, em 1281, na cidade de Bolonha, fulminou com excomunhão aqueles que ousaram praticar a arte da dissecação. Entretanto a oposição eclesiástica progressivamente se abrandou. A partir do século XIV, a dissecção anatômica para fins didáticos e as autópsias após um crime foram integradas no ensino universitário. A bula, reconhecendo a utilidade prática médica e artística das dissecações, foi promulgada pelo papa Sixto VI em 1472.

Distinguem-se aqui duas etapas (Grmek, 1997, tomo 2, p. 8): primeiramente se assistiu a tradução da herança antiga e sua propagação pelas primeiras universidades de Medicina, principalmente as italianas: Bolonha, Padova, Salerno e igualmente Montpellier (criada em 1220). A obra de anatomia de Galeno foi impressa pela primeira vez em uma edição latina de 1490 em Veneza. Segunda etapa: decidiu-se confirmar ou ilustrar o ensinamento contido nessa obra. Deste modo, descobriram-se seus limites, vale dizer, as afirmações relativas às entidades anatômicas claramente inexistentes e suas incoerências.

Dentre os trabalhos realizados nesse âmbito, pode-se citar Alessandro Achillini (1463-1512), que descreveu em sua obra *Annotationes anatomicae in Mundinum* o martelo e a bigorna do ouvido médio. Jacopo Berengario da Carpi (1470-1540) descreveu o apêndice vermicular, o timo e o tímpano. No entanto esses autores não contradisseram abertamente Galeno, limitando-se na afirmação prudente segundo a qual, no decurso de suas investigações, não haviam encontrado algumas das entidades anatômicas apresentadas nos escritos galênicos.

Ao lado desses professores italianos que ensinavam nas universidades italianas, Leonardo de Vinci (1452-1519) realizou dissecações. Estudou notadamente os movimentos do coração, a estrutura e o funcionamento dos olhos, os movimentos dos músculos. Sua obra, no entanto, não foi difundida e permaneceu ignorada pelos anatomistas dos séculos posteriores. Os famosos *Cadernos* não foram conhecidos senão a partir do século XIX.

Foram os trabalhos de André Vesálio (1514-1564), professor em Pádua e em seguida médico na corte de Carlos V e de seu filho, Felipe II de Espanha, que proporcionaram uma reforma decisiva na anatomia. Aspirando estabelecer uma nova tradução latina, Vesálio, retornando aos manuscritos gregos dos tratados anatômicos de Galeno, compreendeu que ele não havia dissecado senão animais. Vesálio, por sua parte, desejou restringir-se somente à autoridade da autópsia e publicou em 1543 o livro de anatomia mais importante do século XVI, intitulado *De humani corporis fabrica*,[3] no qual inaugurou o método que consistia em nada afirmar que não fosse observado pessoalmente e em relatar com a maior precisão o que havia observado. Composto de sete livros, ilustrado por um aluno de Titio, encontrava-se no *De Humani* uma descrição do coração, uma confirmação da ausência de comunicação entre as cavidades direita e esquerda. Entretanto Vesálio declarou prudentemente na primeira edição da obra que os poros do septo interventricular eram "invisíveis" e só afirmou sua inexistência na segunda edição (M. Grmek e R. Bernabeo, 1977, tomo 2, p. 12). Os ossos, as articulações, o sistema nervoso, o tubo digestivo, o aparelho urogenital e os órgãos dos sentidos eram igualmente representados nesta ordem de sucessão ao longo dos sete livros do tratado.

Se a anatomia macroscópica conheceu um impulso decisivo, o mesmo não ocorreu com os outros domínios da Medicina. Os partidários do galenismo, como Jacques Dubois, afirmaram Sílvio (1478-1555) e Jean Ferel (1497-1558), permaneceram numerosos e influentes. Prosseguiam afirmando, em particular, os benefícios da sangria.

---

[3] N.T.: Sobre a organização do corpo humano.

2. O início da Medicina científica na Idade Clássica

A Medicina não é um conjunto de saberes e de práticas que se possam desvincular do movimento geral do conhecimento. Portanto foi de modo coerente que, nos séculos XVII e XVIII, durante o período clássico, ela desenvolveu – como propriamente científica – suas raízes. Esses séculos conheceram, de fato, uma *Revolução Científica* à qual contribuíram numerosos fatores, dentre os quais a perda de confiança no saber livresco e nas "autoridades" que representavam Hipócrates, Aristóteles e Galeno. A nova ciência que surgiu desde então obedecia a diversas características, por vezes claramente erigidas em princípios: *dualidade, tecnicidade, revisabilidade, integralidade* (F. Gonseth, "La preuve dans les sciences du réel", em *Revue Internationale de Philosophie*, 1954, n. 27-28, p. 27-43).

Dualidade, uma vez que as diversas disciplinas que se constituíam desde essa época eram de natureza mista. Supunham ao mesmo tempo uma dimensão teórica e uma dimensão experimental. De modo particular, elas faziam apelo, quando possível, às matemáticas que lhes forneciam duas soluções distintas: "Uma fazia uso da determinação estrita de uma consecução dos objetos matemáticos que descreviam estados, a outra da determinação probabilista" (G. G. Granger, *Sciences et réalité*, Paris, Odile Jacob, 2001). Em seguida, a *tecnicida-*

de que caracterizava igualmente as novas ciências se traduziu especialmente por um crescimento notável do parque instrumental depois de 1590. Se, até então, se dispunha somente de aparelhos de observação astronômica, nos séculos seguintes surgiram o microscópio, a bomba de ar, o barômetro, o detector de cargas elétricas e muitos outros dispositivos experimentais. A *revisabilidade,* no que lhe dizia respeito, consistia em reconhecer que o saber acumulado revelava-se sempre potencialmente sujeito à revisão e que deveria, a fim de desfazer-se de todo caráter dogmático, submeter-se ao rigor de uma crítica intersubjetiva. Tal conscientização foi, particularmente, motivo para uma progressiva sistematização das exigências relativas à realização e ao controle das experimentações. Tais experimentações ocorreram mais comumente em um espaço particular, o laboratório onde o trabalho experimental nada mais tinha a ver com uma coleta de dados efetuados a cada dia, mas eram instadas a se tornar uma criação de fenômenos inobserváveis enquanto tais na natureza. No século XVII, de um "regime da curiosidade" passou-se para um "regime da utilidade", cuja ambição era multiplicar provas semelhantes que colocassem em evidência os fenômenos caracterizados pela estabilidade e pela ubiquidade (o que supunha atribuir um papel essencial à calibragem dos instrumentos e às medidas). Por volta do final do século XVIII, surgiu um "regime da exatidão", vale dizer, tentou-se sempre mais evitar as perturbações provenientes do mundo exterior e conferiu-se uma redobrada atenção à confiabilidade dos instrumentos (C. Licoppe, *La formation de la pratique scientifique,* Paris, La Découverte, 1996). Finalmente, última característica das novas ciências, a *integralidade,* isto é, o fato de que "o conhecimento científico desenha uma trama na qual todas as partes se dependem e se condicionam umas às outras" (Gonseth, *op. cit.*, p. 31).

A Medicina, em virtude desta última característica, serviu-se de métodos, conceitos e instrumentos de outras ciências que se instituíram a partir do século XVII, como a Física, a Química, a Biologia. Sua maturação, todavia, foi relativamente lenta em um primeiro momento, como se verá a seguir.

I. Os debates filosóficos

No século XVII, a história da Medicina foi igualmente assinalada pelo retorno dos sistemas filosóficos que visavam fornecer explicações sistemáticas fundadas em razão. Essas adquiriram por vezes um estatuto dogmático no seio das escolas que delas reivindicavam.

1. O mecanicismo

1.1. A doutrina cartesiana

A obra de Galileu contribuiu, de modo decisivo, para o surgimento de uma nova filosofia da natureza (isto é, de uma física) que colocava as matemáticas no centro do conhecimento ("o universo está escrito em linguagem matemática"*)* e a mecânica concebida como o estudo do movimento (e não mais essencialmente como uma estatística ao modo dos autores da Antiguidade). Enquanto Aristóteles considerava a possibilidade de explicar a situação dos corpos e seu movimento considerando a essência desses corpos, a física galileana descartava tal determinação metafísica e concebia o estado de repouso e o movimento dos corpos em um sistema referencial.

Essa filosofia da natureza foi recusada no âmbito médico por autores dos quais o mais ilustre foi René Descartes (1596-1650). Descartes sustentou uma *concepção mecanicista e determinista do ser vivo* que prevaleceu até nossos dias. Essa tem por base um dualismo: existem duas substâncias radicalmente distintas, pensamento e extensão. A alma (assimilada ao espírito) é imaterial e diz respeito a substância pensante não assumindo qualquer função biológica. Ela não é mais princípio do movimento como afirmava Aristóteles.

O corpo, por sua vez, refere-se à substância extensa (o espaço). Ele está sujeito ao estrito determinismo da física. Para Descartes, o corpo humano deve na verdade ser concebido como uma *máquina*, cujas [...] "funções devem naturalmente (...) resultar unicamente da disposição de seus órgãos, nem mais nem menos como o fazem os movimentos de um relógio, ou outro autômato qualquer, aquela de seus contrapesos e de suas rodas" [...] (*Traité de l'homme*, Paris Gallimard Édition de la Plêiade, 1950, p. 873).

O corpo é uma *máquina que se move por si mesma*. Para explicar suas funções (digestão, respiração, visão, audição etc.), basta entender as propriedades geométricas da matéria pelas quais os órgãos são constituídos e aplicar as leis da física, como, por exemplo, a lei da gravidade. Para explicar o funcionamento da circulação sanguínea, não é necessário apelar às faculdades postuladas por Galeno (recorde-se que para ele o fígado e o coração supostamente tinham a faculdade repulsiva, e os demais órgãos a faculdade atrativa).

1.2. A circulação do sangue segundo Harvey

De fato Descartes reconhecera o acerto do modelo de circulação sanguínea proposta por William Harvey (1578-1657) em seu *Exercitatio anatomica de motu cordis et sanguinis in animalis*,[4] editado em 1628. Influenciado pelos trabalhos da Escola de Pádova e, em especial, pelos de Realdo Colombo (1510-1560), de quem tomou o termo "circulação", sobre a base de dissecações de cadáveres e de experimentos em animais vivos ou mortos, Harvey chegou às seguintes conclusões: a circulação do sangue é contínua e se realiza ao longo de todas as veias e artérias do corpo. Fez experiências quantitativas que permitiram definir que a quantidade de sangue que passa no coração pelas artérias em meia hora ultrapassa a quantidade total existente em todo o corpo. Portanto o sangue não é constantemente renovado como se imaginava na tradição galênica, mas circula numa única direção. Proveniente das veias, o sangue se acumula na aurícula e em seguida no ventrículo direito do coração. Daí passa aos pulmões através de uma artéria espessa, retorna ao coração pela aurícula e pelo ventrículo esquerdo, de onde a aorta o propulsa das artérias às veias, penetrando nos tecidos periféricos do conjunto do corpo. Ficavam assim rejeitadas as afirmações de Galeno sobre uma comunicação interventricular e sobre o papel do fígado como reservatório motor do sangue. Não dispondo de um microscópio [instrumento conhecido somente no início do século XVII e aperfeiçoado por volta de 1660 por Antoine van Leeuwenhoek (1632-1723) e

---

[4] N.T.: Ensaio anatômico sobre o movimento do coração e do sangue nos animais.

Robert Hooke (1635-1702)], Harvey não pode explicar como o sangue circulava entre as veias e artérias. Para isso foi necessário aguardar os trabalhos de Marcello Malpighi (1628-1694), que em 1661 observou os capilares sanguíneos.

Descartes rejeitou a ideia de Harvey, segundo a qual o coração era uma bomba aspirante e compressora. Nesse caso seria necessário que esse se dispusesse de uma faculdade pulsátil oculta (uma *vis pulsifica*[5] que Harvey aceitava, mas cuja natureza ignorava). Por sua parte, Descartes só podia rejeitar tal qualidade oculta preferindo formular a hipótese da presença no coração de um fogo sem-luz, isto é, o sangue ferve e extravasa na artéria pulmonar. Desse modo, Descartes retomava o modelo termo-cardiocêntrico de Aristóteles. Porém, no âmbito de sua teoria, a noção de calor devia ser concebida não mais como um agente transformador universal, mas como agente mecânico.

Numerosos trabalhos foram empreendidos nos séculos XVII e XVIII na perspectiva mecanicista e quantitativa que era justamente aquela de Descartes. Sua influência foi relevante para a investigação fisiológica nos séculos posteriores, como se verá adiante.

2. O animismo e o vitalismo

O mecanicismo cartesiano se defrontou com uma forte oposição. Esta se fundava na intuição de que existe uma diferença de natureza entre a matéria inerte e o vivente. Consequentemente, a vida era concebida por certos cientistas como irredutível aos processos físicos e químicos.

---

[5] N.T.: Força vital.

A busca por uma explicação dessa diferença tomou, num primeiro momento, a forma do animismo de Georg Ernst Stahl (1660-1734). Para Stahl, o princípio vital era constituído por uma *anima sensitiva*, uma alma que supostamente presidiria a formação embriológica e regularia todos os processos vitais no corpo do indivíduo adulto. Tal concepção estava de acordo com certas observações, como: fora do vivente o sangue, por exemplo, sofre uma putrefação rápida. Stahl insistia, na verdade, sobre o papel dessa alma enquanto causa dos movimentos sanguíneos. Essa mesma alma tinha por função evitar a corrupção do corpo, formando assim uma "força conservadora".

Stahl influenciou os partidários do vitalismo da Escola de Montpellier, como Paul Joseph Barthez (1734-1806) ou Théophile de Bordeu (1722-1776), que falavam de um princípio vital de todos os fenômenos e funções da vida. Xavier Bichat (1771-1802) também evocou uma força vital e propriedades vitais caracterizadas pela variabilidade e distinguiu isso das propriedades físicas.

II. A fisiologia

1. A influência do debate entre mecanicismo e vitalismo

O modelo do corpo-máquina proposto por Descartes permitiu atribuir autonomia ao estudo dos processos que seriam apropriados pela fisiologia. Essa disciplina não teria mais de ser atravancada por um princípio vital impossível de se delimitar ou por faculdades misteriosas próprias aos diversos órgãos. Os cientistas puderam, com isso, libertar-se da tradição galênica.

As teorias fisiológicas mecanicistas do século XVIII não se distinguiram fundamentalmente, em seus princípios gerais, da concepção cartesiana. Segundo Julien Offroy de La Mettrie (1709-1751), autor da obra *L'homme machine,* Hermann Boerhave (1668-1738) foi o principal representante da Medicina e da Fisiologia mecanicista de seu tempo. Na verdade, Boerhave havia antes proposto uma síntese e não a constituição de um sistema rigorosamente mecanicista. Em seu tratado *Institutions de medicine* (1708), traduzido para o francês por La Mettrie, Boerhave concebia o corpo como um sistema hidráulico que comportava partes sólidas, contendo fluidos (sangue, linfa cujos vasos foram descobertos no século XVII), circulando dentro delas. Tal decomposição do organismo em partes sólidas e em fluidos circulantes "irá dominar a fisiologia praticamente até meados do século XIX, em se tratando tanto de fisiologia mecanicista, animista ou vitalista (em geral a diferença recairá sobre a importância respectiva dos sólidos e dos fluidos, e sobretudo sobre o que move os fluidos)" (A. Pichot, 1993, p. 446). Desse modo, os próprios animistas e os vitalistas poderiam reconhecer a pertinência de uma abordagem mecanicista. Stahl, em suas pesquisas fisiológicas, apelou a movimentos e às filtrações de fluidos bem próximos daqueles encontrados nos mecanicistas, acrescentando, entretanto, a finalidade que esses últimos haviam radicalmente rejeitado desde Descartes.

Albrecht von Haller (1708-1777), discípulo de Boerhave, publicou, entre 1757 e 1766, *Elementa physiologiae* (Elementos de fisiologia) em oito volumes, que representaram o mais célebre manual de fisiologia geral da época. Adotou, por sua vez, uma forma de vitalismo baseado em pesquisas anatômicas e fisiológicas realizadas sobre as fibras do corpo. Convinha pensar os fenômenos do vivente a partir de um princípio de organização que viesse juntar-se às forças físicas e químicas já existentes no corpo. Haller desenvolveu, assim, as noções de irritabilidade e de sensibilidade, estudando em particular as fibras musculares e os nervos.

2. A fisiologia e suas relações nascentes com a física e a química

Réaumur (1683-1757) em 1753 provou a natureza química da digestão gástrica, e entre 1776 e 1789 Antoine Laurent Lavoisier (1743-1794) descobriu e descreveu os mecanismos químicos implicados na respiração. Lazzaro Spallanzani (1729-1799) mostrou que a digestão é um fenômeno químico (1780) e que a falta de oxigênio é a causa da morte por asfixia.

Os grandes princípios do funcionamento neuromuscular foram estudados por Luigi Galvani (1737-1798) e por Alessandro Volta (1754-1827).

III. A anatomopatologia

Giovanni-Basttista Morgagni (1682-1771) publicou seu tratado *De sedibus* em 1760. Evidenciou a relevância, para o conhecimento médico, de se confrontar as lesões observadas nos doentes com as manifestações clínicas. Ele tentava mostrar que as doenças tinham sua sede nos órgãos (variando segundo as doenças) e que os sintomas eram manifestações dessas lesões orgânicas. Para isso analisou os resultados de mais de 700 autópsias, o que lhe permitiu, por exemplo, demonstrar que quando um indivíduo é paralisado de um lado (por exemplo, uma hemiplegia esquerda) a região cerebral correspondente se encontra do lado oposto. O vínculo entre lesão e órgão era, desse modo, claramente afirmada, o que representou forte influência sobre as pesquisas conduzidas durantes os anos seguintes.

IV. A renovação da clínica

Paralelamente, Thomas Sydenham (1624-1689) estabelecia os fundamentos de uma nova nosologia. Ele retomava, assim, a tradição hipocrática das observações clínicas precisas e rigorosas. Insistia, de modo especial, sobre a necessidade de se registrar as observações médicas. A nosologia começava a se inspirar nos princípios racionais como aqueles estabelecidos pelo naturalista sueco Carl von Linné (1707-1778).

V. A contribuição das estatísticas e das probabilidades para a emergência de uma política de saúde pública

No século XVII, estavam reunidas as condições intelectuais e práticas da "emergência da probabilidade" (é o título de uma obra de Ian Hacking publicado pela Editora Seuil, Paris, 2002). A antiga concepção do saber que opunha, de modo claro, conhecimento demonstrativo (indubitavelmente certo) e opinião (somente verossímil) cedeu o lugar a uma nova concepção, segundo a qual o que apresenta certo grau de probabilidade pode ser considerado como um conhecimento verdadeiro. Na mesma época, ficaram disponíveis os métodos de medida e as matemáticas que permitiam interpretar os dados coletados. Foi possível, com isso, dar início à aplicação de métodos numéricos aos fenômenos sociais, dentre os quais fazem parte as doenças.

A necessidade de um estudo quantitativo dos problemas econômicos e sociais foi defendida pelo médico William Petty (1623-1687). Sua "aritmética política" (título de sua obra póstuma) consistia em tomar partido de não se expressar senão em termos de números, de pesos e de medidas, em detrimento das comparações verbais. Os aritméticos políticos enfatizaram sobre o fato de que a riqueza de um Estado dependia do número, da saúde, da felicidade e da prosperidade de seus membros. Essa consideração iria encorajar os soberanos a se preocuparem com esses últimos, por seu próprio interesse. Tal perspectiva foi compartilhada por uma corrente intelectual que se desenvolveu a partir da metade do século XVII, incluindo John Arbuthnot (*Of the Laws of Chance, 1692),* os mercantilistas do século XVIII, Condillac (*La langue des calculs,* 1799), Condorcet (*Tableau historique des progrès de l'esprit humain,* 1795). Este último afirmava:

> "A Medicina preventiva conduziria à extinção não somente das doenças contagiosas, mas também daquelas que são relacionadas à nutrição, às atividades e ao clima... [...] o cálculo das probabilidades deveria ser um instrumento eficaz desse progresso."

Surgia assim, nos países europeus, progressivamente a partir do século XVII, uma *política de saúde pública,* na qual os instrumentos matemáticos (de início aritméticos, em seguida estatísticos e probabilistas) teriam relevante papel a desempenhar.

Note-se que, desde o século XIII, as cidades italianas como Reggio Emilia ou Bolonha haviam instituído uma política sanitária por meio dos *medici condotti*, médicos encarregados de cuidar dos pobres. A seguir, a peste serviu de ocasião para que numerosas cidades, iniciando com Milão, Florência e Nápoles, constituíssem comissões com a responsabilidade de impor um regulamento sanitário e, para tanto, dispondo de poderes de polícia e de justiça.

Em suma, pode-se afirmar que *a saúde e a doença se tornaram progressivamente uma questão coletiva e não meramente individual* (O. Faure, "As estratégias sanitárias" em Grmek, tomo II, p. 279). O trabalho desenvolvido pelo amigo de William Perry, o retroseiro John Graunt (1620-1674), é sob esse aspecto exemplar. Em suas *Observations naturelles et politiques* de 1662, raciocinava não mais em termos individuais, mas em termos de categorias. "Foi o primeiro a colocar sob o dominador o grupo ou a população de risco, a fim de calcular as taxas e produzir as inferências sobre a mortalidade ou a fertilidade. Inferências cuja pertinência dizia respeito antes ao grupo do que aos indivíduos que dele faziam parte" (M. S. Kramer, *Clinical Epidemiology and Biostatistics*, Berlin, Springer-Verlag, 1988).

Para seu trabalho, Graunt pôde servir-se dos registros de batismos e funerais mantidos pela cidade de Londres desde 1603, ano durante o qual ela foi assolada por uma das piores epidemias de peste de que se teve notícia. Em sua obra, ele observava que certos acontecimentos, tais como as doenças crônicas ou determinadas febres, representavam uma proporção constante do número de óbitos, enquanto que outros, como a peste e orelhões, variavam consideravelmente de um período a outro. Indicava também que a taxa de mortalidade devido à peste era muito mais elevada do que o que era admitido. Ele descrevia as variações sazonais da mortalidade, a importância da mortalidade infantil (uma criança a cada três morria antes da idade de seis anos) e a morbidade dos homens inferior em relação à das mulheres, apesar de sua taxa de mortalidade mais elevada. Finalmente, ele revelava que a taxa de óbito era mais elevada na cidade do que na região rural. Por essas descobertas, Grant salientou a utilidade de uma abordagem em termos estatísticos, dos quais Perry se declarou o advogado.

Tal tipo de resultados, sobretudo na Inglaterra, foi útil, antes de tudo, para determinar as causas da morte e das enfermidades. Para tanto, utilizaram-se os recursos de um hipocratismo renovado e apelou-se, de modo especial, à teoria dos miasmas. A peste, por exemplo, era devido a uma corrupção do ar e disso Grant ofereceu uma formulação:

> "A contaminação da peste depende mais da disposição do ar do que de eflúvios emanados dos corpos dos homens. O que fica provado ainda pelas bruscas variações causadas pela peste, saltando em uma semana de 118 a 927, retrocedendo em seguida de 993 a 258, para saltar de novo para 852 a partir da semana seguinte" (citado por Hacking, *op. cit.*, 150).

Como o contágio de indivíduo para indivíduo não pode explicar tais variações semanais, a única incriminada foi a meteorologia. Essa concepção "aerista" da epidemia propiciou a constituição de uma verdadeira climatologia médica, que se desenvolveu ainda mais quando foram inventados o barômetro e o termômetro. Assim, a introdução das matemáticas na Medicina sob a forma de estatísticas levou a colocar em foco o ambiente físico e social dos indivíduos. Não é surpreendente que uma notável revivescência tenha sido reconhecida à teoria "aerista" de Hipócrates. Os trabalhos iniciados por Perry e Graunt se proliferaram por toda a Europa. Tornaram possíveis:

— O estudo das populações por Estados. Petty projetava a criação de um instituto de estatísticas que compilasse todos os dados sobre o conjunto da Inglaterra. As tabelas de mortalidade surgiram em Paris em 1667, um ano após a publicação, no *Journal des sçavans*, da resenha da obra de Graunt por Petty. O primeiro senso geral da população na França foi em 1693.

— A pesquisa em epidemiologia: em 1700, Ramazzini vinculou malária, vento do norte e águas estagnadas em sua *Constitutio epidêmica ruralis* (Constituição epidêmica rural). Ele dirigiu estudos sobre a relação entre atividade profissional e enfermidade, inaugurando assim uma tradição de pesquisa (por exemplo, a cólica de chumbo em pintores que utilizavam o alvaiade). Assim, Percival Pott (1714-1788) publicou em 1775 um trabalho sobre a incidência dos tumores do escroto em limpadores de chaminé ou antigos limpadores e concluiu pelo caráter patogênico da fuligem.

— Esses estudos epidemiológicos foram, frequentemente, acompanhados de propostas de profilaxia coletiva. Desse modo, elas exerceram influência sobre as políticas de prevenção dos Estados.

— As companhias de seguro, por fim, interessaram-se em alto grau por tais trabalhos. Em 1699, Christian Huygens procurou determinar matematicamente a expectativa provável de duração da vida em determinada idade. Em 1693, Edmond Halley publicou tabelas sobre as expectativas de vida que permitiam o cálculo direto dos prêmios de seguro de vida. Foram imediatamente utilizadas pelas companhias de seguro inglesas, uma vez que o cálculo dos prêmios de seguro exige a melhor informação possível a respeito da expectativa de vida dos subscritores. Essas tabelas foram também utilizadas por companhias de seguro de mutualidade dos *"friendly society"* e, em seguida, por volta da metade do século XVIII, a fim de calcular a eficácia de inoculação contra a varíola.

VI. Primeiros ensaios clínicos e progressos terapêuticos

1. Lind e o escorbuto

No século XVIII, teve início a comparação, com um fim experimental, entre grupos de doentes. Em 1753, um médico da Marinha Britânica, James Lind, publicou os resultados de um experimento, desenvolvido em 1747, durante o qual ele comparou seis tratamentos diferentes do escorbuto. Na enfermaria do *Salisbury*, ele isolou doze marinheiros acometidos pelo escorbuto e que apresentavam o mesmo quadro clínico. Prescreveu-lhes o mesmo regime alimentar, em seguida os dividiu em seis grupos de dois e administrou a cada grupo um tratamento diferente (um quarto de cidra por dia ao primeiro grupo, elixir de vitríolo ao segundo grupo etc. e duas laranjas e um limão em jejum ao sexto grupo). Ao fim de seis dias, um dos doentes do último grupo pôde retornar ao trabalho e um outro pôde auxiliá-lo na enfermaria. Lind "desejou seguir uma via lógica e não mais doutrinária para afirmar a validade de um tratamento, e foi o primeiro a organizar um ensaio terapêutico controlado. Fez avançar a etiologia do escorbuto e contribuiu de modo espetacular para a metodologia da pesquisa etiológica" (L. Masse et G.Massé, *op. cit.*, 1977).

Note-se, entretanto, que o limão só se tornou obrigatório nos navios da *Navy* a partir de 1789.

2. Jenner e a vacinação contra a varíola

A variolização, que consiste em inocular em sujeitos sadios serosidades colhidas em pústulas de portadores de varíola, foi introduzida na Europa no início do século XVIII, após ter sido praticada especialmente em Constantinopla e Smirna. O procedimento consistia em inocular uma forma atenuada da doença em uma pessoa de boa saúde com a finalidade de protegê-la contra a varíola. A controvérsia em torno dos méritos da inoculação mobilizou os médicos e os matemáticos (notadamente Daniel Bernoulli (1700-1782) e d'Alembert) até os trabalhos do inglês Edward Jenner (1749-1823), que em 1796 demonstrou a eficácia e a inocuidade da inoculação pelo pus da pústula da vacínia de vaca (donde o nome de vacinação). Jesser observara que os indivíduos que trabalhavam em estábulos tinham frequentemente nas mãos pústulas semelhantes as que se encontravam nas piores vacas infectadas pelo vírus "cow-pox"[6] (uma doença

---

[6] N.T.: Pústula de vaca.

bovina). Observava igualmente que as pessoas portadoras dessas pústulas nunca eram atingidas em caso de epidemia de varíola. Jenner formulou, então, a hipótese de que o "cow-pox" imunizava contra a varíola e iniciou observações e experimentos sistemáticos durante vinte anos, para enfim, aos 14 de maio de 1796, inocular em um jovem o pus de uma pústula de uma mulher acometida de "cow-pox". Repetiu essa experiência que constatou que os vacinados, protegidos contra a varíola, não eram contagiosos. Em 1798, ele publicou sua obra *An Inquiry into the Causes and Effects of the Variole Vaccina*.

Até o fim do século XVIII, a Biologia e a Medicina conquistaram novos conhecimentos sobre a estrutura do corpo humano *via* a anatomia. As investigações, por vezes experimentais, sobre as causas dos processos normais e patológicos, operando em organismos vivos (circulação sanguínea, respiração etc.), produziram efeito e constatou-se o surgimento "de diversos campos de pesquisa, sem, no entanto, que se implantasse um quadro conceitual tão completo quanto aquele que se estava prestes a abandonar", a saber: aquele de Hipócrates, de Aristóteles e de Galeno (Y. Gingras, P. Keating e C. Limoges, *Du scribe ao savant*, Paris, PUF, 2000, p. 329).

3. A Medicina científica no século XIX

Até o final do século XVIII, os novos conhecimentos médicos adquiridos desde o início do século XVII permaneceram muito fragmentários para ter como resultado um saber coerente e global, e para produzir novidades terapêuticas. O conservadorismo do corpo médico se traduzia em um ensino universitário, no qual dominava de modo persistente o galenismo. O mesmo tipo de cuidados era administrado aos pacientes, a saber, sangrias e purgações. Não obstante, na passagem do século das Luzes, teve início uma aceleração do volume de conhecimentos e tratamentos que se tornaria exponencial no século XX. Nos dois próximos capítulos iremos indicar as principais orientações de uma Medicina científica, sem, no entanto, reconstituir detalhadamente as etapas de sua constituição, por causa do número e da variedade das inovações conceituais e técnicas.

I. O método anatomoclínico e a Escola de Paris

Um conjunto de fatores institucionais, técnicos e intelectuais, cujo agrupamento foi ao mesmo tempo singular e contingente, permitiu levar a bom termo a "revolução anatomoclínica" na virada do século XVIII. No entanto tal expressão é enganosa, pois o que se produziu então foi antes uma cristalização de recursos de múltiplas naturezas por vezes já disponíveis e uma reorientação da perspectiva médica.

Assistiu-se, de fato, em Paris, durante a primeira metade do século XIX, à emergência de uma geração de médicos que iriam alterar a clínica, tais como Philippe Pinel (1745-1826), Xavier Bichat (1771-1802), Jean-Nicolas Corvisart (1755-1821), Pierre Jean Georges Cabanis (1757-1808), Pierre Bretonneau (1778-1862), René Théophile Hyacinthe Laennec (1781-1826), e outros.

1. Uma reestruturação do ensino e da pesquisa médica

A Revolução Francesa levou à supressão das estruturas hospitalares arcaicas. Ordenou igualmente o fechamento de escolas de Medicina, cujo ensinamento era tido como demasiadamente livresco e distante da prática dos médicos urbanos (esses exigiam pagamento dos estudantes que desejavam acompanhá-los em sua visita de inspeção diária).

Impunha-se, assim, uma vasta reorganização institucional que tomou como foco a clínica. Três indivíduos contribuíram, de modo especial, a esse empreendimento que se concretizou: dois médicos, Antonin Fourcroy (1755-1809) e Pierre-Jean Georges Cabanis (1757-1808), e um químico, Jean Antoine Chaptal (1756-1832).

Fourcroy, nos textos que redigiu por solicitação da Convenção, enfatizou dois tipos de exercício que deveriam ser privilegiados no âmbito da formação médica, *a observação clínica no leito do enfermo* e *a dissecção anatômica:*

"a prática, a manipulação serão associadas aos preceitos teóricos. Os alunos serão treinados nas experiências químicas, nas dissecações anatômicas, nas operações cirúrgicas, nos aparelhos. Pouca leitura, muita visão, muita ação" (*Rapport de Fourcroy à La Convention, au nom dês Comitês de Salut public et d'Instrucion publique*, 7 frimaire, an III, p. 6).

Essa primazia atribuída à observação clínica não consistiu, como sublinha Michel Foucault, num "recuo para um primeiro grau do empirismo" *(Naissance de la clinique,* Paris, Puf, 1963, p. 72). Trata-se, ao contrário, "de vincular o saber particular a um sistema geral de conhecimentos", este último sendo concebido, de um lado, como a definição de relações existentes entre todos os seres vivos e, de outro lado, como o ponto de junção entre a arte de curar e a "ordem civil".

No plano institucional, tais projetos se traduzem pela criação em 1794 de três faculdades, em Paris, Montpellier e Strasbourg. Fundiram-se Medicina e Cirurgia. Criou-se sob o estímulo de Cabanis o estatuto de "doutor" ou de "oficial de saúde", a fim de reconhecer oficialmente as aptidões exigidas para exercer tal função. Chaptal, enfim, providenciou a abertura da primeira escola nacional de parteiras e da farmácia central.

No plano metodológico, esse retorno ao leito do paciente e ao raciocínio permanecia fiel à tradição hipocrática, como, aliás, reconhecia Cabanis: "para o talento da observação... nós não podemos lutar contra os Antigos" (Cabanis, *Coup d'oeil sur les Révolutions et sur la Réforme de la Médicine,* 1795, citado por G. Ganguilhem, 1983, p. 130).

Além das modificações institucionais evocadas acima, o que poderá justificar o uso da expressão "revolução" a propósito do método anatomoclínico? Que outros fatores foram decisivos para essa questão?

2. O apelo a novas técnicas

A clínica pode beneficiar-se da contribuição de diversas técnicas novas: Jean-Nicolas Corvisart, professor de clínica médica na nova Escola de saúde em 1794 e depois médico do Imperador, demonstrou o interesse da *percussão* torácica, exposta por Leopold Auenbrugger (1722-1809) em sua obra *Inventum Novum*,[7] de 1761. A percussão foi inicialmente utilizada em cardiologia. E em seguida estendeu-se à pneumologia. (O próprio Corvisart realizou, no decorrer de sua carreira, descrições da hipertrofia e da dilatação cardíacas, da patologia do miocárdio, da aorta e do pericárdio.)

Em 1816, Laennec (cujas investigações tinham por objeto, além da cirrose hepática, as inflamações do peritônio, as hérnias, as febres intermitentes etc.) inventou um método de auscultação imediata, sob a forma do estetoscópio (de *stethos*, peito, e *skopein*, examinar). Esse, que de início era somente um caderno de papel enrolado, representava uma inovação técnica capital para a pesquisa clínica e diagnosticava até a descoberta do raio X em 1895.

> "Eu apliquei uma extremidade sobre a região precordial e, colocando o ouvido na outra extremidade, surpreendi-me e fiquei satisfeito em ouvir as batidas do coração de modo muito mais nítido e distinto do que jamais havia feito por meio da aplicação imediata do ouvido" (*De l' auscultation médiate*, 1819, chap. I).

---

[7] N.T.: Nova descoberta.

Laennec multiplicou as observações no hospital Necker, aperfeiçoou seu instrumento e publicou em 1819 seu tratado *De l'auscultation mediate ou traité du diagnostic des maladies des poumons et du coeur fondé principalement sur ce nouveau moyen d'exploration* (Sobre a auscultação mediata ou tratado do diagnóstico das doenças dos pulmões e do coração fundado principalmente sobre esse novo meio de exploração). Ele expunha a semiologia torácica e inaugurava uma nova Medicina clínica. Descreveu a tuberculose pulmonar, os sintomas da gangrena pulmonar, a broncoestasia, o pneumotórax.

Os médicos procuravam examinar o mais objetivamente possível os doentes e estudar as relações que existem entre as observações clínicas e os resultados das análises anatomopatológicas.

3. A anatomia

Morgagni havia publicado seu *De sedibus* em 1760, ou seja, uns quarenta anos antes das obras de Xavier Bichat. De fato, a famosa injunção deste: "Abram alguns cadáveres" poderia não parecer tão nova assim. O estudo sobre o cadáver já conquistara seu lugar no meio do espaço médico. A fim de explicar por que o próprio Bichat e seus contemporâneos tiveram a sensação de redescobrir a anatomia patológica após algum tempo de latência, Michel Foucault apresentou a hipótese do conflito entre duas figuras do saber, uma diferença de espírito entre anatomia e clínica que durará por muito tempo:

> "a clínica, olhar neutro dirigido para as manifestações, frequências e cronologias, preocupada em manifestar os sintomas e apreender-lhe a linguagem, era, por sua própria estrutura,

estranha a essa investigação dos corpos mudos e intemporais; as causa ou as sedes a deixavam indiferente: história e não geografia" (Foucault, *op. cit.*, p. 127).

Em seu *Traité des membranes (Tratado sobre as membranas)* (1799) e em seu *Anatomia geral aplicada à Fisiologia e à Medicina* (1801), Bichat afirmava que o conhecimento do órgão e do tecido lesado estava na base da Medicina. Ele distinguia 21 tecidos humanos (o celular, o nervoso da vida animal, o nervoso da vida arterial, o arterial, o venoso, o ósseo, o medular etc.) e os descrevia de acordo com sua estrutura anatomofuncional e seu papel fisiológico. As membranas eram individualidades dos tecidos orgânicos (por exemplo, o pericárdio, a pleura, o peritônio, o periósteo). Assim, *a unidade de estudo da anatomia não era mais o órgão, mas o tecido*. Convinha, daí, conceber o organismo como um conjunto de órgãos eles mesmos formados por tecidos elementares. A inflamação, por exemplo, que apresenta a mesma estrutura em todas as membranas serosas (a pleura, o peritônio, o pericárdio, a túnica vaginal, o aracnoide), não se desenvolve com a mesma velocidade.

Por haver a presença de tecidos da mesma textura pelo corpo todo, podem-se perceber semelhanças entre uma enfermidade e outra. A anatomia patológica de Bichat consistia em isolar aquilo que se aparentava indistinto (as afecções globais do coração e do estômago) e aproximar o que estava lesado.

4. A nosologia

A revolução anatomoclínica também atribuiu importância capital à nosologia. Philippe Pinel havia proposto desde 1798 uma nova nosologia racional, a denominada *Nosologia filosófica, ou Método de análise aplicado à Medicina*. Era realizada a partir do exame dos doentes e igualmente a partir do questionário sobre as dores sentidas, a ordem de surgimento dos sintomas, os medicamentos aplicados, o hábito, a profissão e a vida pregressa do enfermo.

5. O método numérico

Durante os anos 1820, o problema levantado pela incerteza na Medicina despertou o interesse de muitos médicos, e Laennec, por exemplo, utilizou as estatísticas. Pierre Charles Alexandre Louis (787-1872), membro da Academia de Ciências e de Medicina, inventou em 1836 o "método numérico", que consistia em acompanhar a evolução das doenças notando escrupulosamente todas as variações clínicas. Os elementos anatomoclínicos cuidadosamente anotados por ocasião do exame do paciente eram analisados com o auxílio de tabelas estatísticas. O princípio de tal método não era basicamente novo. Louis associava o método anatomoclínico, definido por Laennec e outros autores da escola de Paris, e o procedimento de análise numérica, que Pinel havia utilizado há várias décadas.

Louis dedicou-se a uma avaliação, por meio do método numérico, sobre a eficácia da sangria como tratamento de diversas doenças (1838). Ele analisou de modo especial os efeitos da sangria no tratamento da pneumonia. Esse trabalho representou um papel relevante na erradicação definitiva do uso da sangria, da qual François Broussais (1778-1838) foi um dos últimos partidários. No início do século XIX, em Paris, eram importadas a cada ano aproximadamente 40 milhões de sanguessugas. Tabulandose a duração da enfermidade e a taxa de mortalidade em função do número de sangrias e da data na qual foi realizada a primeira, Louis concluiu pela ineficácia do método. Poucos anos após a publicação de seu trabalho, o número de sanguessugas importadas anualmente em Partis reduziu-se a alguns milhares.

Não faltavam opositores ao uso do método numérico na Medicina. Censuravam Louis pelo fato de se referir a uma analogia errônea entre a Medicina, cujos fatos são complexos, variáveis e muitas vezes dissimulados, e a Física, na qual os fatos são sempre simples e uniformes. No entanto, era a ideia de orientar a Medicina para números o que provocava a resistência mais intensa. Auguste Comte, por exemplo, entendia que ela poderia conduzir a arte médica a uma profunda degeneração. Para defender seu método, Louis respondia que as estatísticas médicas poderiam demonstrar a variabilidade, assim como a uniformidade, e que seu objeto não era necessariamente "a determinação de um homem mediano e imaginário". A influência de seu método ocorreu sobretudo após 1850 por meio de estudantes provenientes da Europa continental, da Grã-Bretanha ou dos Estados Unidos e que vieram frequentar o curso de Louis em Paris.

II. A Medicina e o laboratório

Sob a influência da escola de Paris, os hospitais transformaram-se em centro de Medicina científica. Ocorreu igualmente notável desenvolvimento nos laboratórios, cujo impacto sobre a compreensão dos fenômenos fisiológicos e patológicos aumentou progressivamente no decorrer do século XIX.

1. A escola alemã de Fisiologia experimental

Foi no século XIX que a Fisiologia conquistou plenamente seu estatuto de ciência experimental na França com o *Compêndio elementar de Fisiologia* (1816) de François Magendie (1783-1855) e na Alemanha com o *Manual de Fisiologia do homem* (1834-1840) de Johannes Müller, que concebia o domínio da Fisiologia como constituído pelo conjunto dos fenômenos orgânicos. Seus discípulos, Emil Du Bois-Reymond, Hermann Helmholtz (1821-1894), Carl Ludwig (1816-1895) e Ernst von Brücke (1819-1892), afirmaram em manifesto que o objetivo da Fisiologia era explicar o conjunto dos fenômenos vitais em termos de leis físico-químicas (R. Porter, 2006, p. 158). De acordo com esse postulado epistemológico e metodológico, Müller afirmou especialmente a especificidade dos nervos sensoriais, Du Bois-Reymond (1818-1896) foi o fundador da Eletrofisiologia, Helmholz esclareceu a lei da conservação de energia, Ludwig empregou-se na elaboração de uma Fisiologia da mecânica cardíaca e da circulação. A Fisiologia lançou mão de métodos teóricos tomados de empréstimo às ciências da matéria.

Por outro lado, a pesquisa em laboratório tomou a forma de uma utilização sistemática de todos os instrumentos que as ciências físicas e químicas lhe permitiram adotar para a detecção e para a medida dos fenômenos. Helmholz inventou o oftalmoscópio e Ludwig o quimógrafo. Entre 1820 e 1870, o microscópio foi notavelmente aperfeiçoado.

Outro discípulo de Müller, Theodore Schwann (1810-1882), ampliou a teoria da célula das plantas ao conjunto dos tecidos animais. As ideias de Schwann foram retomadas e desenvolvidas por Rudolf Virchow (1821-1902), que em sua obra *Patologia Celular* de 1858 inaugurou a Histologia patológica, ele próprio designando seus trabalhos com o auxílio do termo "Patofisiologia". Como Müller e seus discípulos, Virchow reivindicou o método das "ciências exatas" e afirmou que o investigador científico, em seu empreendimento, não deve senão interessar-se por corpos e suas propriedades. O restante é "transcendental", e o "transcendentalismo" deve ser encarado com um desregramento do espírito humano. Com sua obra, Virchow levou adiante a obra de Bichat, ao sustentar que cada tecido é caracterizado por um tipo peculiar de célula que constitui sua especificidade. E, no decorrer da existência de um ser vivo, toda célula nasce de uma célula semelhante (*Omnis cellula a cellula*). Virchow identificou numerosas enfermidades, em particular certas leucemias, especificando-as por suas anomalias microscópicas. Explicava, assim, as metástases pela transferência de células tumorais pelo sangue e pela linfa.

2. Claude Bernard e a Medicina experimental

Esse desejo de pensar os fenômenos do ser vivo, da saúde como da doença, com o auxílio de instrumentos conceituais e técnicos da Física e da Química, revelava-se na França com François Magendie, fundador da Medicina experimental e, portanto, da Fisiopatologia e da Farmacologia experimentais. Ele estudou o modo de ação da estricnina e, em seguida, da emetina extraída da ipeca. Ele se dedicou em seguida ao sistema nervoso, à circulação do líquido cefalorraquidiano, ao papel dos canais semicirculares da orelha no equilíbrio, ao papel das raízes posteriores da medula.

Claude Bernard (1813-1878), que foi seu aluno no *Collège de France*, ajudou a dar autonomia à Fisiologia e a afirmar seu vínculo com a patologia. Como Magendie, Bernard focou sua ação realizando experiências com animais vivos. Isso lhe permitiu obter resultados em diversos pontos: as secreções pancreáticas, as funções antagônicas do sistema nervoso simpático e do nervo pneumogástrico, as glândulas endócrinas e exócrinas, a função de certos nervos vasomotores, a glicogênese, a oxigenação do sangue, os efeitos e mecanismos de ação de diversos venenos (monóxido de carbono, curare etc.)

Claude Bernard desenvolveu dois conceitos fundamentais: o de *meio interior* e o de *função*.

A vida caracteriza-se pela constância do meio interior: essa constância é físicoquímica e podem-se medir seus diferentes parâmetros, para estudar as variações em diferentes circunstâncias. Até então, a vida era caracterizada por um vago princípio hipocrático de perseverança do ser vivo em seu ser. A introdução do conceito de meio interior permitiu à fisiologia tornar-se experimental e dispor de um quadro teórico unificado (Pichot, *op. cit.*, p. 692-693). Ao definir a enfermidade como consequência de um trauma da regulação do meio interior, a fisiologia bernardiana propôs uma nova *concepção dinâmica* da doença, como processo e não como estado.

Claude Bernard atribuiu, além disso, um papel relevante ao conceito de função. Contrariamente daquilo que pensavam os anatomistas desde o *De usu partium*[8] de Galeano, somente a inspeção do detalhe anatômico não é suficiente para

---

[8] N.T.: Sobre o uso das partes.

deduzir a função, a menos que seja ali onde a forma do órgão pareça recordar certos instrumentos (a bexiga é um reservatório, o osso uma alavanca). Mesmo nesse caso, a experiência prévia do papel e do uso de tais instrumentos é geralmente indispensável para embasar a atribuição analógica, e pode-se dizer nesse sentido que toda dedução anatomofisiológica recobre sempre uma experimentação (Canguilhem, 1989, p. 21). No entanto, estruturas aparentemente semelhantes, mesmo em escalas microscópicas, não têm necessariamente a mesma função (pâncreas e as glândulas salivares). Uma mesma função pode ser garantida por estruturas que, à primeira vista, pareçam diferentes (contratilidade das fibras musculares lisas e estriadas). Então, não é indagando para o que serve tal órgão que se encontra a função. Segundo Bernard, é seguindo os diversos momentos de tal função que se desvenda o órgão que dela é responsável. Foi necessário dosar a glicose do sangue, extraí-lo, no decorrer de diversos dias, em diversas partes do fluxo circulatório de um animal em jejum, para se determinar que a função glicogênica era garantida pelo fígado.

Para Claude Bernard, os avanços da fisiologia, da fisiopatologia e da farmacologia deveriam, pois, ultrapassar a observação (passiva e relativamente imprecisa) típica, segundo ele, da Medicina hospitalar, em proveito de uma observação ativa nas condições experimentais precisas e controladas de um laboratório. O que importava não era tanto usar conceitos experimentais, mas constituir experimentalmente conceitos biológicos (Canguilhem, *op. cit.*, p. 21).

3. Liebig e o laboratório de bioquímica

O instituto de química da Universidade de Giessen dirigido por Justus Liebig (1803-1873) constituiu um modelo do laboratório alemão. O objetivo de Liebig, nomeado professor de Química em 1824 com a idade de 21 anos, após seus estudos em Paris, era realizar com seres vivos análises químicas quantitativas, as mais precisas possíveis. Liebig concebia o corpo como um sistema químico. Ele mensurava a composição dos alimentos e dos excrementos (ureia, ácidos, sais, água), a dos gazes inalados (oxigênio) e exalados (gás carbônico), na suposição de que tais informações possibilitariam a compreensão dos mecanismos corporais. Ele implantou o estudo químico dos nutrientes, do metabolismo e criou o que se denominaria Bioquímica. O ensinamento de Liebig exerceu notável influência. Encorajava seus inúmeros estudantes a analisar a composição dos músculos, do fígado, do sangue e das diversas partes constituintes do corpo.

Um dos amigos de Liebig, Friedrich Wöhler (1800-1882), sintetizou a ureia, substância orgânica, a partir de substâncias inorgânicas, ilustrando a ambição de um programa de pesquisa reducionista oposto em relação às diferentes versões do vitalismo.

III. Progresso da Epidemiologia

Após a Revolução Francesa, preocupar-se com o bem do Estado era igualmente preocupar-se com a saúde dos cidadãos.

1. Tabelas de mortalidade e causas de morte

Dentre os alunos aos quais Louis ensinou pensar em termos quantitativos, encontrava-se o inglês William Farr (1807-1883), um dos fundadores da Epidemiologia moderna. Farr, em 1838, foi nomeado "*the Compiler of Abstracts to the General Register Office*" de Londres, posto que lhe garantia acesso privilegiado às fontes de informação sobre a mortalidade da população. Ele sistematizou a coleta dos dados sobre a mortalidade e sobre a morbidade. As conclusões tiradas de sua análise eram caracterizadas por uma grande prudência. Para Farr, a taxa de mortalidade era fato consumado, e o restante, inferências das quais convinha desconfiar. Farr estabeleceu métodos de medida de riscos associados às diversas atividades. Esclareceu também a existência de possíveis vieses na atribuição de relações de causalidade e propôs métodos matemáticos para controlá-las. De modo especial, demonstrou o caráter errôneo da análise dos riscos a partir da idade dos sujeitos no momento de sua morte. Ele apresentou o primeiro modelo matemático que explicava a dinâmica de uma epidemia. Finalmente, ele estabeleceu uma relação entre a altitude e a mortalidade devido à cólera. No que diz respeito à nomenclatura estatística das causas dos óbitos, Farr adotou uma classificação que é, como afirma Anne Fagot-Largeault (1989, *op. cit.,* p. 90), "grosseiramente etiológica". Ele não privilegiava, de modo algum, as "causas médicas", pois "o objetivo de uma estatística de causas de óbito, afinal, não era simplesmente fazer avançar a ciência, mas era também sugerir aos governos medidas de prevenção sanitária. Ele operou uma repartição ingênua entre o que se referia à polícia e à justiça, e o que dizia respeito à prevenção sanitária coletiva e àquilo contra o que não se podia fazer grande coisa". Entretanto o objetivo de sua pesquisa apresentava sempre uma "visada etiológica", e "a classificação se aperfeiçoa à medida que se identificam melhor as etiologias".

"Nessa pesquisa causal, ele leva em consideração tanto fatores econômicos, políticos, culturais, quanto os propriamente médicos. A ignorância pode ser uma causa de morte" (Fagot-Largeault, *op. cit.*, p. 91).

2. Saúde pública e higiene social

Outro estímulo para as pesquisas em saúde pública foi o impacto da Revolução Industrial sobre os modos de vida, vale dizer, a superpopulação, as condições desumanas de trabalho e as miseráveis condições de moradia.

Em 1824, Louis René Villermé (1782-1863), antigo cirurgião dos exércitos napoleônicos, associou pobreza e enfermidades. Ele publicou, por exemplo, um trabalho consagrado à altura dos conscritos por região e no qual demonstrou que a altura variava em função inversa do nível socioeconômico. Incumbido (com Benoiston de Châteauneuf), pela Academia de Ciências Morais e Políticas, de uma pesquisa sobre o mundo operário, Villermé produziu em 1839 sua obra *Tabela do estado físico e moral dos operários empregados na manufaturas de algodão, de lã e de seda*, na qual analisava a relação entre o estado de saúde dos operários e suas condições socioeconômicas.

Na Grã-Bretanha, Edwin Chadwick (1800-1890), que trabalhava na Comissão da Lei dos Pobres (*Poor Law Commission*), publicou, em 1842, um relatório sobre *The Sanitary condition of the labouring population of Great Britain*,[9] no qual demonstrava a relação entre determinadas enfermidades "miasmáticas" e a superpopulação urbana, o amontoamento de indivíduos em locais sem ventilação, a miséria etc.

3. A Epidemiologia e a cólera

No século XIX, três epidemias de cólera assolaram a Europa – 1832, 1848-1849 e 1853 (cf. F. Delaporte, 1990). Um debate teórico contrapôs os que pensavam que as enfermidades se deviam ao contágio e os que acreditavam que sua origem estava nos miasmas.

Em 1848, William Budd (811-1880), que havia participado dos ensinamentos de Louis, publicou um trabalho sobre a propagação e a prevenção da cólera. Segundo ele, podia-se incriminar um agente inanimado, transmitido por intermédio da água potável, reproduzindo-se no nível do intestino.

Por ocasião da epidemia de cólera de 1853, em Londres, trinta anos antes da identificação do vibrião colérico por Koch, John Snow (1813-1858) mostrara que a origem da cólera se encontrava na água contaminada e não nas características do meio ambiente. Londres era servida por duas companhias de água, a Lambeth e a Saouthwark. Snow realizou um levantamento cartográfico dos

---

[9] N.T.: A condição sanitária da população operária da Grã-Bretanha.

casos de cólera conhecidos na cidade e, por ocasião de um violento desenvolvimento da enfermidade, pode estabelecer que as moradias situadas na vizinhança de uma determinada fonte de água, a de Broad Street, eram claramente mais atingidas pela enfermidade. Snow conseguiu que a bomba fosse interditada, o que resultou no decréscimo rápido da mortalidade. A bomba era de propriedade da Southwark, que extraía sua água da jusante da cidade, no meio de esgotos e de excreções dos doentes, enquanto que a outra companhia a extraía da fonte situada à montante da cidade.

IV. O nascimento da Microbiologia

As dificuldades encontradas sucessivamente por Snow e em seguida por Ignaz Semmelweis (ver adiante capítulo 6), para convencer o meio médico sobre a pertinência de suas conclusões, podem explicar-se pela primazia atribuída, desde Hipócrates, à influência da poluição do ar. A teoria concorrente, a saber, aquela da origem da enfermidade por contágio, desenvolvida desde 1546 por Girolamo Frascator (1478-1553) a respeito da sífilis, conheceu desdobramento no século XVII com a ideia de "*contagium vivum*", proposta notadamente por Athanasius Kircher (1602-1680), segundo o qual as enfermidades infecciosas eram causadas por animálculos vivos, invisíveis a olho nu. As duas teorias, a dos miasmas e a do contágio, por vezes eram combinadas; no entanto, a segunda não poderia ter sucesso em razão da conjunção de fatores, como a má qualidade dos microscópios óticos disponíveis antes de 1820, a persistência da crença na existência de uma geração espontânea (se os micro-organismos nascem a partir do nada, não seria possível prevenir o surgimento da doença, ver adiante capítulo 7), as teorias da doença que, no caso dos animistas e dos vitalistas, falavam de desequilíbrio da atividade da alma sensível ou de alteração do estado vital, os mecanicistas privilegiando as explicações em termos de movimentos submetidos às leis físicas (J. P. Dedet, *La microbiologie, de ses origines aux maladies émergentes*, Paris, Dunod, 2007, p. 9).

Dois cientistas e suas equipes apresentaram uma contribuição relevante ao estudo dos micro-organismos e seu papel no desenvolvimento das doenças animais e humanas.

Louis Pasteur (1822-1895) representou o exemplo especial do pesquisador transdisciplinar. Químico de formação, sua obra continha diversas fases sucessivas: de 1847 a 1857, Pasteur estudou a estereoquímica das moléculas orgânicas. De 1857 a 1865, interessou-se pela fermentação, pela fabricação do vinho e do vinagre e pela geração espontânea (ver adianta capítulo 7). O controle da fermentação possibilitou a utilização controlada da vida microbiana. De 1865 a 1870, ele comprovou a natureza parasitária das doenças do bicho-da-seda. De 1871 a 1876, ele pesquisou a fabricação de cerveja e apurou sua teoria da fermentação. Finalmente, a partir de 1876, Pasteur dedicou-se ao estudo das doenças contagiosas, ao aprimoramento e à fabricação de vacinas. Ele desenvolveu sucessivamente estudos sobre o carvão (1877), sobre a febre puerperal infantil (1880), sobre a cólera das galinhas e a regulação das primeiras vacinas (1881), sobre a vacinação anticarbunculosa (1883) e realizou a primeira vacinação antirrábica (1885).

Os trabalhos de Pasteur transformaram o diagnóstico e o prognóstico das doenças infecciosas ao identificar sua causa microbiana, proporcionando assim um reforço decisivo para a "teoria dos germes". Ele apresentou todo um arsenal de medidas de higiene (em especial no caso cirúrgico e obstétrico) e de preparação de alimentos (pasteurização) destinada à prevenção do surgimento de doenças. Dentre seus discípulos, Alexandre Yersin (1863-1943) isolou bacilo da peste (1894) e Emile Roux (1853-1933) a toxina diftérica (1888).

Na Alemanha, Robert Koch (1943-1910) descobriu o bacilo da tuberculose (1882) e o vibrião colérico (1883). Ele inventou e explorou sistematicamente as técnicas da bacteriologia médica (de modo especial a cultura em meio estéril). Tirando vantagem da técnica de coloração inventada por Gram em 1883, ele estabeleceu uma classificação das bactérias. Koch estabeleceu também a lista de critérios a serem respeitados para se relacionar causalmente uma doença a um germe infeccioso (ver adiante capítulos 4 e 6).

Após os anos de 1870, a Medicina renunciou à teoria dos miasmas, dedicando-se em explicar tudo a partir da teoria dos germes. A maior parte das bactérias patogênicas foi isolada no final do século XIX. Restabeleceu-se, assim, o vínculo com uma *concepção ontológica* da doença.

4. A Medicina científica no século XX

Como observou Mirko Grmek, o século XX iniciou com uma revolução no âmbito das ciências físicas (teoria da relatividade estrita e, depois, da relatividade geral; Física Quântica) e findou "sob o signo de uma nova revolução no domínio das ciências e das técnicas da vida" (Gmerk, tomo III, 1999, p. 319). Essa revolução biomédica foi, de fato, segundo esse autor, a terceira da história (a primeira ocorreu no século XVII e a segunda no século XIX). Deve-se reconhecer que no decorrer do século XX o ritmo e a relevância dos avanços na Medicina se ampliaram consideravelmente em relação ao século precedente e que seria ilusório tentar estabelecer aqui o conjunto dos progressos conquistados. Quatro eixos principais podem, entretanto, ser notados com as seguintes características:

1. A emergência e o desenvolvimento da biologia e da patologia moleculares.
2. Os progressos fatuais relevantes, não só no plano tecnológico, mas igualmente no domínio da terapêutica.
3. A interdisciplinaridade como característica das pesquisas no século XX.
4. Desenvolvimentos metodológicos em epidemiologia e em farmacologia clínica, conduzindo ao que se denominou Medicina de provas. Enfatizaremos de modo particular esse ponto.

I. A emergência da biologia e da patologia moleculares

Um dos traços das investigações em Medicina no século XX é a atenção crescente endereçada às estruturas cada vez mais tênues e à compreensão dos processos fundamentais do ser vivo.

O avanço das técnicas de investigação no domínio biológico (ultracentrifugação, eletroforese, imunoeletroforese, analisadores automáticos, reação em cadeia da polimerase – PCR, mas também as técnicas de cultura, a histoquímica) acompanhou o progresso dos conhecimentos no domínio da Biologia, da biologia molecular (sobre esse tema ver M. Morange, *Historie de La biologie moléculaire*, Paris, La Découverte, 2003) e da Genética. O conhecimento dos mecanismos da Genética, assim como das técnicas de análise e de manipulação do genoma, conheceu progressos tão notáveis no decorrer do século XX que se pode denominá-lo "Século do gene" (E. Fox-Keller, *Le siècle du gene,* Paris, Gallimard, 2003).

Os trabalhos nessa área permitiram o impulso continuado da determinação das causas infracelulares, molecular, enzimática, imunológica ou genética das doenças, após estudos conduzidos nos séculos precedentes sobre o funcionamento dos órgãos e, aliás, da fisiopatologia dos tecidos e das células.

II. Progressos tecnológicos e terapêuticos

1. Os exames de laboratório

Para elaborar o diagnóstico, os médicos atualmente podem servir-se de informações obtidas por meio de numerosos exames complementares, realizados em laboratórios de análise médica ou então diretamente no terreno (por exemplo, as reações intradérmicas utilizadas desde 1907 para despistar a tuberculose ou os testes de gravidez inventados em 1928).

A atividade de diagnóstico e igualmente a pesquisa médica puderam beneficiar-se de notáveis progressos obtidos em matéria de imagens no campo médico (radiografia, cintilografia, tomodensitometria, ressonância magnética nuclear, endoscopia, ecografia, cateterismo etc.) e em matéria de aplicações da Física (biofísica, radiologia médica, eletrocardiografia, eletroencefalografia etc.).

2. As terapêuticas

No plano terapêutico, o século XX distingue-se dos períodos anteriores da história da Medicina pela extensão dos progressos médicos e cirúrgicos realizados.

A indústria de medicamentos, mantida e enquadrada pelas agências públicas de pesquisa e de regulação, foi estruturada após a Segunda Guerra de acordo com um modelo industrial, e diversos laboratórios farmacêuticos tornaram-se verdadeiras multinacionais. (Para uma história do medicamento nos séculos XIX e XX, ver C. Bonah e A. Rasmusse, *Histoire et médicament: aux XIXe et XXe*, Paris, Glyphe, 2005.)

Diversos ramos das ciências biomédicas contribuíram para o desenvolvimento de novos medicamentos. No que diz respeito às doenças de insuficiência, por exemplo, pode-se ultrapassar o empirismo presente no uso de citrinos em casos de escorbuto, graças ao trabalho desenvolvido desde o início do século. As vitaminas, substância cuja ausência no organismo provoca determinadas doenças, foram batizadas pelo polonês Casimir Funk (1884-1967) em 1912. No ano precedente, ele havia isolado a vitamina B antiberibérica. Elver MacColum isolou em 1915 a vitamina que desempenha um papel essencial na visão e na preservação do tecido epitelial, no crescimento ósseo e na reprodução. Ela contribui com a regulação da estrutura membranácea e está associada à síntese das proteínas. Em 1919, Edward Mellamby (1884-1955) tornou conhecida a vitamina D antirraquítica. Outras vitaminas (C, E, K, P, OO) foram isoladas e sintetizadas entre 1920 e 1940.

A Endocrinologia desenvolveu-se no século XX: Thomas Bell Aldrich (1861-1938) e Jokichi Takamine (12854-1922) descobriram em 1901 a adrenalina na glândula suprarrenal; William Bayliss (1860-1924) e Ernest Starling (1866-1927) estudaram em 1902 a secretina, que desencadeia a secreção interna do pâncreas; e Starling empregou o termo "hormônio" em 1905. Em 1909, J. de Meyer denominou de insulina o hormônio secretado pelas ilhotas de Langerhans do pâncreas; e Nicolae Paulescu (1899-1931), Frederick Banting (1891-1941) e Best (1899-1978) determinaram a ação antidiabética em 1921 no cão e no homem, o que propiciou novas possibilidades terapêuticas.

Dentre as mais significativas descobertas do século XX, enumeram-se os antálgicos e os anti-inflamatórios, a cortisona (1958), os corticoides de síntese, os anticoagulantes, os diuréticos, os tratamentos anticancerosos e, sobretudo, os antibióticos (a descoberta da penicilina em 1928 e a industrialização de sua fabricação em 1943) e os antivirais (1980). Cabe mencionar também a descoberta dos neurolépticos e dos antidepressivos, que logo revolucionaram as doenças mentais. No domínio cirúrgico, deve-se mencionar o progresso da anestesia, das próteses e dos implantes (rim, coração, fígado e recentemente a face).

III. A interdisciplinaridade como característica das investigações no século XX

As investigações médicas no século XX, de modo mais acentuado do que no século XIX, tomaram a forma de *empreendimentos interdisciplinares*. Nós nos limitaremos aqui em expor o caso de uma disciplina representativa de tal iniciativa, a saber, a Virologia.

1. Um exemplo: a Virologia

No final do século XIX, o termo "vírus" (sumo ou veneno em latim) era aplicado indistintamente ainda a todos os agentes infecciosos. Pasteur falava de fato do "vírus da raiva". Ele sabia que o germe patogênico se alojava no cérebro e na saliva dos indivíduos atingidos pela doença. Ele teve êxito igualmente na produção de uma vacina antirrábica pela inoculação do material portando o vírus sob uma forma atenuada. No entanto Pasteur jamais conseguiu isolar o agente infeccioso em estado puro, nem mesmo observá-lo sob o microscópio. O mesmo ocorria com os micróbios que eram a causa específica da coriza, da gripe e da varíola. Dispunha-se, como ocorre frequentemente, de uma prática bem testada (a vacinação contra a varíola e contra a raiva) pela qual não se tinha uma justificativa teórica. Os microbiólogos da segunda metade do século XIX supunham, entretanto, que os vírus deveriam ser da mesma natureza que as bactérias, vale dizer, microrganismos unicelulares desprovidos de núcleo e de dimensão nitidamente inferior à das células eucariotas.

Em 1892, Dimitri Ivanovski (1864-1920) demonstrou que uma doença, o mosaico do fumo, poderia transmitir-se de uma planta para outra, por meio de um filtrado de folhas infectadas. Com o auxílio do filtro de porcelana desenvolvido por Pasteur e por Chamberlant, capaz de reter bactérias, foi filtrado o sumo de folhas de tabaco que conservava toda a sua virulência. Com certeza havia então um "agente ultrafiltrável" indetectável pelo microscópio ótico. Ivanovski julgou que se tratava de uma toxina produzida por uma bactéria, comparável àquela gerada pelo bacilo da difteria descoberto por Roux e Yersin. Em 1898, Martinus Willem Beijerinck (1851-1931) definiu as características desse agente que ele batizou com o nome de *"contagium vivum fluidum"*. Não se tratava, na verdade, nem de uma bactéria (normalmente visível sob o microscópio), nem de uma toxina (sua virulência não cedia após diversas diluições). Estava-se na presença de um tipo de agente "vivo", capaz de se reproduzir, e fluido por ser capaz de perpassar pelos poros da vela de Chamberland. Descobriu-se que numerosas doenças infecciosas que atingiam os vegetais, os animais e o homem (a febre amarela em 1901, a raiva em 1903, a varíola em 1905, a poliomielite em 1908) eram causadas por vírus. Além disso, até as bactérias poderiam ser infectadas por agentes desse tipo, como afirmaram o inglês Frederick Twort (1877-1950) e o francês Felix d'Hérelle (1873-1949). Esses vírus, portadores dessa propriedade, foram denominados "bacteriófagos" e mais tarde simplesmente "fagos".

As *novas técnicas de investigação* paulatinamente desenvolvidas no século XX cumpriram, do mesmo modo que a maior parte das pesquisas realizadas no campo das ciências biomédicas, um papel relevante, cultivando os vírus sobre camadas de células e em ovos embrionados de galinha. Conseguia-se, desse modo, isolar e quantificar os vírus. Dentre os instrumentos empregados no aprofundamento de seu estudo, contavam-se o microscópio eletrônico de transmissão, que possibilitava a visualização dos vírus; os métodos de ultracentrifugação, permitindo sua concentração por separação dos componentes celulares; a difração por raios X, tornando viável o estudo detalhado de sua estrutura.

A partir da metade dos anos trinta, a *Bioquímica e a cristalografia* contribuíram, de modo decisivo, ao progresso do conhecimento em matéria de vírus. Em 1935, um pesquisador americano, Wendell M. Stanley (1904-1971), conseguiu isolar em estado puro o vírus do mosaico do tabaco, que se comportava, de acordo com sua opinião, como um cristal proteico. Tal descoberta foi rapidamente contestada e desde 1936 ficou constatado que a proteína desse vírus não era pura. Continha sobretudo ribose, o açúcar constitutivo dos ácidos ribonucleicos (RNA), as macromoléculas que são como o DNA, portadoras do patrimônio genético do organismo. O vírus do mosaico do tabaco foi, portanto, redefinido como uma ribonucleoproteína. Em 1936, Max Schlesinger demonstrou que um bacteriófago, WLL, era constituído por uma nucleoproteína e continha DNA. Podiam-se, assim, distinguir dois grandes grupos de vírus: os vírus com DNA e os vírus com RNA.

A partir de 1938, *a contribuição da biologia molecular* revelou-se decisiva, por intermédio dos trabalhos do "grupo do fago". Esse grupo serviu-se do bacteriófago como sistema modelo para o estudo do funcionamento dos vírus e, consequentemente, de todos os organismos vivos. Em 1939, Emory Ellis (1906-) e Max Dellbruck (1906-1981) descreveram as fases da replicação do fago. Em 1945, Salvador Luria (1911-1991) realizou um *estudo genético* sobre esse último. Após o contato entre o fago e a parede da bactéria, havia uma fase denominada "de eclipse", em cujo curso o fago parecia inativo. O cromossomo da bactéria estava desestruturado e o fago utilizava a maquinaria metabólica desta última, a fim de fazer replicar em numerosos exemplares.

Aliás, como escreve M. Morange: "No ativo do grupo do fago cumpre referir o nascimento de uma genética bacteriana e a experiência de Alfred Hershey e Martha Chase mostrando que o DNA era material hereditário" (2003, p. 61). Como o bacteriófago contava com somente dois constituintes, DNA e proteínas, Hershey e Case deles se utilizaram para responder em 1952 à questão de saber qual dos dois – no caso corrente o DNA – desempenhava um papel fundamental na reprodução.

A classe particular de entidades biológicas que compunham os vírus foi em seguida caracterizada em cinco pontos por André Lwoff (1902-1994) em 1957: "Os vírus são infecciosos e potencialmente patogênicos; são entidades nucleoproteicas, contendo somente um tipo de ácido nucleico (DNA ou RNA); são reproduzidos a partir de seu material genético; são incapazes de crescer e se dividir; são desprovidos do sistema de Lipman" (C. Chastel, "A descoberta de um novo mundo", *Dossier pour La science no.* 55, 2007, p. 11). Em 1952, Heins Franckel-Conrat (1910-1999) efetuou a separação da parte proteica e da parte nucleotídica do vírus para reuni-los novamente e constatar que a mistura recuperava as propriedades iniciais do vírus.

Desde o início do século, a atenção foi direcionada para a eventual origem viral dos cânceres: os dinamarqueses Ellerman e Bang afirmaram, em 1908, que a leucemia eritroblástica poderia ser transmitida por um vírus. Peyton Russ (1879-1970) descobriu, em 1911, o vírus responsável pelo sarcoma do frango. Foi necessário aguardar

1976 para que Stehelin revelasse a presença de um oncógeno viral, *v-src*, sobre esse vírus. Desde então, aproximadamente cinquenta outros oncógenos foram descobertos. Quando tudo ocorre normalmente, o DNA é transcrito em RNA e a célula o traduz em proteína. Entretanto, com os retrovírus, o RNA é "retrotranscrito" em DNA por uma enzima, a transcriptase inversa. A nova molécula de DNA codificada pelo RNA do vírus integra-se ao DNA da célula contaminada e se transforma em "provírus". Compreendeu-se que o câncer poderia ser induzido diretamente (proliferação por metástases) ou indiretamente, atacando-se o sistema de defesa (sistema imunitário).

Posteriormente, desejou-se empregar essa propriedade dos retrovírus, de se portarem como vetores de determinados genes celulares e de conferirem propriedades tumorais, manipulando-os a fim de fornecerem às células as propriedades de um gene com interesse terapêutico. Tal empreendimento resultou na primeira *terapia gênica* com o homem.

A AIDS (Síndrome de Imunodeficiência Adquirida), que se manifestou nos anos da década de 1980 (mas cujos casos foram classificados retrospectivamente bem antes), é uma doença causada por dois retrovírus: HIV 1 e HIV 2.

Para concluir esse ponto, pode-se enfatizar, como Pascal Nouvel, que o estudo dos vírus esteve na origem de numerosas descobertas fundamentais nos domínios da biologia celular e da biologia molecular (P. Nouvel," Virologie", in *Dictionnaires de La pensée médicale*, p. 205). Desse modo, para um mesmo objeto de estudo, diversas disciplinas foram mobilizadas no âmbito de um *trabalho interdisciplinar*, com a finalidade de gerar, por volta de 1950, *uma nova disciplina*. Tais traços caracterizam a pesquisa nas ciências biomédicas no século XX.

IV. Em direção à Medicina clínica científica (Medicina Baseada em Evidências)

1. A epidemiologia das doenças não infecciosas

A partir do final da Segunda Guerra Mundial, a Epidemiologia contemporânea tomou seu impulso com os relevantes estudos iniciados na Inglaterra e nos Estados Unidos. Os trabalhos de Richard Doll (1912-2005) e Austin Bradford Hill (1897-1991) (R. Doll e A. B. Hill "Smoking and Carcinoma of the Lung. Preliminairy report", *British Medical Journal*, 1950, 2, 4682, p. 739-748) sobre o câncer do pulmão e a comprovação da relação entre essa afecção e o consumo de cigarros consagraram o lugar da Epidemiologia entre as ciências biomédicas.

Os epidemiologistas definiram como objeto as localizações dos cânceres, o diabetes, a hipertensão, a artrose, a úlcera duodenal, a cirrose hepática, as doenças mentais, os efeitos da poluição do meio ambiente e até as doenças iatrogênicas, isto é, aquelas provocadas pelos próprios cuidados (por exemplo, a pesquisa dos efeitos da talidomida). Tomaram a decisão de rever certos tratamentos estabelecidos como, por exemplo, a cirurgia de tumores de mama ou de câncer do pulmão. Ampliaram o campo de sua atividade bem além do domínio das doenças, para se interessarem pela epidemiologia da saúde, vale dizer, da vitalidade e dos desempenhos humanos. Dedicaram-se, notadamente, aos efeitos do regime materno sobre o crescimento físico e sobre os desempenhos mentais. Finalmente, a avaliação dos métodos de organização de sistemas de saúde tornou-se um objeto de análise epidemiológica e buscou-se determinar-lhe os efeitos sobre a saúde pública.

Os anos 1980 foram marcados, devido a diversos escândalos (estudos realizados sobre populações de prisioneiros, de deficientes mentais etc.), por uma conscientização maior sobre os perigos para os direitos do homem de uma ciência que tomou esse último por objeto. Impunha-se de modo marcante a necessidade de se regulamentar as práticas dos epidemiologistas, e assim diversas comissões foram instituídas. Foram estabelecidas normas visando garantir o respeito aos direitos do homem e da vida privada.

Durante os anos 1980, assistiu-se a uma renovação da epidemiologia das doenças infecciosas (em especial, a dedicada a AIDS), incorporando as conquistas de períodos anteriores: a consideração das dimensões sociológicas e éticas da doença.

2. A evolução do conceito de causa

Na Medicina, a definição dos critérios de imputação causal teve origem no século XIX com Jacob Henle (1809-1881), que estipulou uma primeira lista de condições que deveriam ser consideradas para que um germe pudesse ser considerado como causa de uma doença. Tal lista foi retomada por seu aluno, Robert Koch (ver adiante capítulo 6). São as seguintes: 1) identificar o microrganismo em todos os organismos enfermos e constatar sua ausência em todos os organismos sadios; 2) isolar o microrganismo e cultivá-lo em estado puro; 3) transferir o microrganismo em outro organismo animal – e verificar se esse fica infectado; 4) isolar novamente o microrganismo a partir do novo organismo infectado.

A história desses critérios revela como a simplicidade inicial dos postulados de Koch-Henle deu lugar progressivamente a listas mais complexas, levando-se em conta os progressos dos conhecimentos em microbiologia e no domínio das doenças não infecciosas. O principal problema com as doenças crônicas reside na multiplicidade de suas causas.

Jenicek e Cleroux (*Epidémiologie, principes, techniques applications,* Paris, Edisem/Maloine, 1984, p. 350) estabeleceram uma síntese dos diferentes critérios propostos no caso de uma etiologia multifatorial. Essa síntese repousa sobre uma lista apresentada, em 1965, por Austin Bradfort Hill ("The Environment and Disease: Association or causation?", *Proc. R. Soc. Med.,* 58, 1965, p. 295-300):

— a exposição a um agente que se supõe como causa deve preceder, no tempo, o início da doença por ele provocada;

— deve ser possível demonstrar a força de associação, em outros termos, a força com a qual uma variável pode permitir prever outra;

— a especificidade da associação, isto é, a parte do fator estudado na etiologia;

— a gradiente biológica do efeito. Por exemplo, em que medida a importância do tabagismo está vinculada ao crescimento do risco de se contrair câncer;

— a constância de associação e de reprodutividade. É necessário que diversos estudos de estruturas diferentes (retrospectivas, prospectivas etc.) em sujeitos diferentes atinjam o mesmo resultado;

— a plausibilidade biológica e a coerência com outros conhecimentos.

As dificuldades de imputação causal, sem dúvida, explicam que a noção de fator de risco rivalize com a noção de fator etiológico. No entanto surge um grande problema motivado pela redução da relação entre um agente supostamente patogênico e uma afecção patológica ao valor que é estipulado por índices estatísticos que levam a quantificar o risco. O médico deve definir-se, sem poder esperar sempre a existência de uma causalidade.

Hill (*op. cit.*, p. 300) era pragmático e distinguia dois casos. Se a decisão resultante da demonstração de uma associação é facilmente aplicável, se ela não é demasiadamente dolorosa para quem a ela está sujeito, ou se os interesses, por exemplo, industriais, afetados por ela não são tão relevantes, pode-se contentar com a noção de associação. Ao contrário, se a decisão é difícil de ser tomada, como, por exemplo, quando se pede aos fumantes que mudem de hábito, então se deve tentar provar a relação de causalidade.

Em outros termos, para a Medicina contemporânea só é levada em consideração a contribuição da imputação causal às decisões objetivas dos médicos (ou daqueles com poder de decisão em saúde pública). De fato, desde o século XIX, os métodos de análise quantitativa dos higienistas e sua concepção pragmática da causalidade como aquilo que aumenta a ocorrência de um efeito estavam na origem do recuo de numerosas doenças (cólera, tuberculose) muito antes da descoberta de terapias "etiológicas".

3. O surgimento da Farmacologia clínica

A primeira experiência controlada foi organizada em 1946 por Hill (*Medical Research Council* "Strepyomycin Treatment of Pulmonary tuberculosis", *British Medical Journal,* 2, 1948, p. 769-782). O objetivo era testar os efeitos da estreptomicina no tratamento da tuberculose pulmonar. Essa metodologia permaneceu marginal na França até bem depois do final da Segunda Guerra Mundial.

Nos anos 1970, a Farmacologia clínica introduziu em experimentos de medicamentos os aspectos metodológicos fundamentais de epidemiologia clínica, a saber, o controle contra placebo, o duplo cego, a randomização etc.

Lembremos as principais características metodológicas dos experimentos controlados: 1) atribuição de tratamentos aos pacientes por algo semelhante a um sorteio; 2) experimentação com duplo cego, isto é, nem o paciente, nem o médico que avalia os efeitos sabem se o paciente recebe tratamento ou placebo; 3) pesquisa com dados "sólidos" ou mensuráveis e definição precisa dos critérios de êxito ou de fracasso da terapia; 4) análise estatística dos resultados.

A metodologia experimental das experiências controladas está bem estabelecida. Por exemplo, A. Feinstein (1989, "Epidemiologic Analyses of Causation", *op. cit.*, p. 483) é de opinião que o conjunto das investigações tornadas possíveis pelos ensaios controlados permitiu esclarecer princípios válidos para toda investigação etiológica. As experiências controladas surgem, então, apesar de seus limites, como método de referência (*"gold standard"*)[10] da pesquisa científica em Medicina. Essa evolução da metodologia foi acompanhada por uma evolução das regulamentações destinadas a normatizá-la. Durante muito tempo na França, experimentar um medicamento equivalia a ministrá-lo a enfermos. A partir de 1941, os medicamentos foram validados por pareceres de "clínico-especialistas". Após 1945, assistiu-se à elaboração progressiva de regulamentações relativas à produção e à comercialização dos produtos farma-

---

[10] N.T.: Padrão de ouro.

cêuticos (S. Chaveau, *L'invention pharmaceutique: la pharmacie française entre l'Etat et la société au XXe siècle*, Paris, Lês Empêcheurs de penser Rond, 1999). Na França, o decreto de 23 de setembro de 1967 instituiu o processo de Autorização de Comercialização (AMM). A diretriz europeia de 20 de maio 1975 (75-318) tornou em seguida obrigatória para a obtenção da AMM a apresentação dos resultados de ensaios clínicos de toxidade, tolerância, eficácia etc., realizados com humanos (notadamente com humanos sadios).

Se os ensaios com o ser humano se tornaram, na França, obrigatórios, era *normal* a autorização de uma lei sob certas condições. É assim que a lei Huriet-Serusclat (lei n. 88-1138) relativa à "proteção das pessoas voluntárias às pesquisas biomédicas" foi votada na França, em 20 de dezembro de 1988. Tal lei que, segundo o Comitê Consultivo Nacional de Ética, "tirou a pesquisa da clandestinidade" está de acordo com o consenso internacional definido em Helsinque, em 1964 (Comitê Consultatif National d'Ethique, Parecer n. 58. Consentimento esclarecido e informado para os indivíduos que se oferecem a atos de cuidado ou de pesquisa. *Ethique et recherche biomedicale. Rapport 1998*, Paris, La Documentation française, 2001, p. 115-156).

4. A Medicina Baseada em Evidências

Esse conjunto de investigações e de inovações metodológicas nos domínios da Epidemiologia e da Farmacologia clínica foi sistematizado com a denominação de Medicina factual, com a finalidade de contribuir para a tomada de decisão junto ao leito do enfermo.

Entre 1992 e 1996, um grupo de professores da Universidade McMaster (David L. Sackett, Gordon H. Guyatt e outros), localizada em Hamilton, nas proximidades de Toronto, publicou no periódico da *American Medical Association* (JAMA) uma série de artigos definindo e precisando os conceitos, os objetivos e os métodos de uma nova abordagem do ensino da Medicina e da prática médica, a saber, a Medicina Baseada em Evidências (MBE) ou Medicina factual:

> "Um novo paradigma da prática médica está prestes a surgir. A Medicina factual (Medicina Baseada em Evidências) minimiza a importância da intuição, da experiência clínica não sistemática e do raciocínio fisiopatológico como fundamento suficiente para a tomada de decisão clínica, e enfatiza a importância do exame clínico dos fatos evidenciados pela pesquisa clínica" (*The Evidence Based Medicine Working Group*, JAMA, nov. 4, 1992).

Essa ambição não era nova em seu princípio. Sua origem se dá provavelmente no século XIX, nos trabalhos dos pioneiros do método numérico já referidos, tais como P. C. A. Louis, os trabalhos de Pierre-Simon de Laplace e as reflexões de Claude Bernard sobre a Medicina como ciência.

O objetivo principal da MBE é instigar o médico a tratar de seus pacientes segundo as D.A.C. (dados atuais da ciência). Para tanto, o clínico deve fundamentar sua opinião sobre uma metodologia ponderada e sobre uma pesquisa eficaz da informação pertinente (estudos prognósticos, pesquisa clínica, avaliação de serviço de saúde).

Na perspectiva de uma decisão clínica, a força relativa das provas disponíveis (nível de prova), classificada em função do protocolo dos estudos, é geralmente caracterizada pela seguinte hierarquia:

— Nível I: ensaio clínico randômico controlado (ou revisão sistemática de ensaios clínicos randômicos controlados).
— Nível II: ensaio clínico controlado, mas não randômico.
— Nível III: estudos de acompanhamento ou de grupo prospectivo.
— Nível IV: estudo de grupo retrospectivo.
— Nível IV: estudo de série de casos, opinião de especialistas, estudo de caso.

A MBE apresenta-se como um procedimento clínico explícito, metódico e ponderado, que leva em consideração o contexto da evolução rápida dos conhecimentos médicos e das informações disponíveis características da Medicina moderna. Para um determinado paciente, a experiência clínica do médico e a explicitação das preferências do paciente continuam a desempenhar um papel relevante na decisão.

Tal perspectiva científica que faz referência a um modelo bioestatístico da saúde e da ação médica pode beneficiar-se seguramente se for completada por uma abordagem humanista, que valoriza o jogo complexo das normas médicas, individuais e sociais tal como está analisado criticamente no pensamento de Georges Canguilhem.

5. Breve história da Medicina brasileira

Lybio Martire Junior[11]

Para se compreender melhor a Medicina brasileira, desde os primórdios, e através de explanação concisa, é preciso que sejam observados três aspectos principais: a época em que ocorreu o descobrimento do Brasil pelos portugueses, no alvorecer do século XVI, e, portanto, os conceitos médicos vigentes neste período; em segundo lugar a população indígena, dona da terra, sua cultura autóctone, tradições e maneira peculiar de exercer a arte de curar; e, finalmente, a colonização, seus objetivos, as formas de atingir esses objetivos e as circunstâncias que a envolveram até que o Brasil se tornasse um país independente no século XIX.

No século XVI os conhecimentos da fisiologia do corpo humano ainda estavam pautados nos preceitos hipocráticos, ou seja, na teoria humoral que via as doenças como uma alteração entre os quatro humores do corpo. A Medicina europeia, no

---

[11] Cirurgião Plástico de São Paulo, professor das disciplinas de Cirurgia Plástica, Técnica Cirúrgica e de História da Medicina, na Faculdade de Medicina de Itajubá, Titular-Fundador e Presidente por duas gestões da Sociedade Brasileira de História da Medicina.

que tange aos profissionais que a praticavam, ainda guardava a influência medieval e estava dividida entre aqueles que haviam cursado a universidade, os médicos ou físicos, que exerciam a clínica, e os cirurgiões, que com formação menos abrangente, faziam a cirurgia. Estes, na Península Ibérica, podiam ser diplomados quando frequentavam aulas específicas (anatomia e cirurgia) na universidade ou aprovados quando apenas prestavam exame para qualificação. Havia ainda os cirurgiões-barbeiros que, com formação elementar advinda de um mestre do mesmo ofício, realizavam, além dos procedimentos próprios à profissão, procedimentos cirúrgicos mais elementares, como a sangria, as extrações dentárias e as cirurgias de superfície, como drenagens de abcessos etc.

A Medicina indígena no período pré-colonial assemelhava-se à Medicina praticada pelos povos primitivos, ou seja, estava envolta em aspectos místicos. Há que se considerar, todavia, que os nativos brasileiros eram saudáveis e havia entre eles pouquíssimas doenças, das quais se podem citar o bócio, principalmente em tribos com pouco contato com o litoral; a bouba, espécie de infecção cutânea; e desinterias, normalmente de origem psicogênica ou agravadas por fatores de ordem psíquica, pois os índios eram bastante suscetíveis a essas condições, dadas suas crendices.

O fato de a população nativa ser muito saudável chamou atenção dos colonizadores, como bem se observa em relatos das expedições primordiais.

O "médico" da tribo era o pajé, que praticava a pajelança, ritual pelo qual procurava sugestionar o doente e também intimidar o eventual "espírito" do mal que o possuía. O processo incluía fumigações, artefatos específicos, danças ritualísticas etc. Entretanto os pajés também conheciam muitas plantas que isoladamente ou associadas podiam beneficiar o paciente, porque, de uma forma empírica, naturalmente ao longo dos tempos, foram adquirindo conhecimento prático utilizando elementos da natureza, muitos dos quais se mostram eficazes também em nossos dias.

Pode-se afirmar que a Medicina autóctone tinha uma parcela razoável de eficácia, porque, em seu lado ritualístico, lembrando a importância do fator confiança do doente no médico, poderia favorecer a cura, como também em seu lado prático, considerando recomendações adequadas e plantas curativas utilizadas.

Quando a população nativa do Brasil travou contato com o colonizador europeu, foram adquiridas muitas novas doenças trazidas por este e para as quais os índios não possuíam defesas, o que levou a um desastre biológico, se considerarmos a saúde dos integrantes das tribos, dizimando uma grande parcela deles. O mesmo ocorreu na colonização espanhola na América.

Os portugueses, após os primeiros anos do descobrimento, começaram a se preocupar com a colonização e o povoamento da nova terra descoberta, mas, não é difícil concluir, pessoas que desfrutavam de uma posição confortável na Península Ibérica obviamente não iriam querer vir a uma terra primitiva, ainda que os relatos a respeito dela tivessem ares paradisíacos no que tange à beleza e diversidade da fauna e flora. Houve o estímulo por parte da coroa, criando o sistema de capitanias hereditárias, como bem o sabemos, mas a maior parcela dos que para aqui vieram foi composta por aventureiros e também por pessoas que naqueles tempos eram perseguidas por suas crenças religiosas e que haviam sido obrigadas a assumir uma nova postura frente à sociedade que as cercava. Eram os chamados cristãos novos, ou seja, judeus que haviam se convertido ao cristianismo por conveniência. Os nomes de família ligados à natureza, como Nogueira, Madeira, Lima, Rocha e outros remetem a esse período e a essa condição.

Vale lembrar ainda, em relação à colonização, que era preciso no conceito dos colonizadores dominar culturalmente a população autóctone e suas tradições pagãs. Assim, em 1549, junto com a expedição de Tomé de Souza, aportaram no Brasil os jesuítas, membros da Companhia de Jesus, os padres de Santo Inácio, com a finalidade de catequizar o gentio, tirando-o de uma condição considerada pagã.

Os jesuítas vieram com o objetivo da catequização, portanto, ao se estabelecerem no Brasil, criaram escolas que serviriam aos colonos e também aos índios que seriam catequizados, e mais tarde, visando seu sustento, criaram um sistema comercial bem organizado, que possuía fazendas de cultura e criação, engenhos de açúcar, salinas, olarias, carpintarias, alfaiatarias, sapatarias etc., o que fez com que se tornassem autônomos financeiramente, passando a enviar às províncias de além-mar recursos em espécie e em mercadorias.[12]

Uma maneira de demonstrar aos índios que havia vantagens em se adquirir uma nova cultura, e principalmente que esta era superior, seria mostrar que seu Deus era mais poderoso. A Medicina foi naturalmente um dos caminhos indiretamente utilizados e, diante de tantas novas doenças trazidas pelos próprios

---

[12] SANTOS, L. C. F. *História Geral da Medicina Brasileira*. Vol. 1. Editora da Universidade de São Paulo: São Paulo, 1977.

europeus e pelos africanos que aqui chegaram como escravos, pouco podiam fazer os pajés e sua pajelança. Assim os padres jesuítas logo conquistaram a confiança do indígena. Criaram enfermarias onde trataram colonos e índios, medicaram, praticaram a sangria e partejaram as índias, observando condições de higiene e alimentação, além de possuírem boticas para a venda de remédios, muitos dos quais eram da própria terra.

Em que pese o ponto negativo do esmagamento da cultura autóctone, é inegável a grande contribuição dos jesuítas à colonização e à Medicina primordial no Brasil.

Estabelecido esse preâmbulo, vamos ver agora como se desenrolou a Medicina no Brasil desde o século XVI, obedecendo a uma linha de orientação na qual salientaremos os profissionais que exerceram a Medicina, os primeiros hospitais criados, as primeiras associações médicas, o ensino médico, a pesquisa científica e a regulamentação da Medicina.

I. Profissionais de Medicina

Além dos pajés que aqui já estavam e dos jesuítas que acabaram por associar os conhecimentos que já possuíam da Medicina aos que adquiriram dos próprios pajés, estabelecendo assim uma forma de Medicina miscigenada, na qual utilizavam ervas da terra e os princípios da Medicina hipocrática, houve outros profissionais que se dedicaram à arte de curar.

O primeiro profissional de Medicina a pisar em terras brasileiras, na verdade, foi Mestre João, que era físico e cirurgião da expedição de Cabral, veio com ele e voltou com ele. Possuidor também de conhecimentos de cartografia e astronomia, foi Mestre João quem descreveu pela primeira vez o Cruzeiro do Sul.[13]

Os profissionais presentes e atuantes entre os séculos XVI e XVII foram em sua maioria cirurgiões-barbeiros, pois os físicos estabelecidos na metrópole obviamente não iriam querer mudar-se para uma terra inóspita.

Para os barbeiros poderem exercer, além das atividades inerentes ao ofício, a cirurgia, era necessária uma carta de autorização dada pelo cirurgião-mor da Coroa. Todavia, grande parte dos cirurgiões-barbeiros não a possuíam e assim mesmo faziam cirurgias, o que acabava por levar a multas e até prisões, mas o fato é que, numa terra com dimensões continentais e numa era de populações esparsas, eles foram úteis, pois faltavam profissionais mais capacitados. Suas barbearias possuíam, além dos apetrechos do ofício, "bichas" (sanguessugas) para sangrias, instrumentos cirúrgicos e odontológicos. Eram também o ponto de encontro do povo em geral que lá se reunia para conversar e ouvir as novidades.

Os cirurgiões-barbeiros que vieram no início eram em sua maioria cristãos-novos que queriam distanciar-se da Península Ibérica, onde eram perseguidos. Mais tarde, mais ao final do século XVI e nos séculos XVII e XVIII, muitos negros e mulatos assumiram esse ofício, alguns ainda escravos davam seu rendimento ao patrão e outros já libertos possuíam inclusive seus próprios escravos assistentes da barbearia.

---

[13] SALLES, P. *História da Medicina Brasileira*. 2ª ed. Editora Coopmed: Belo Horizonte, 2004.

Cabe lembrar o período de domínio holandês em Pernambuco (1630 a 1654), sob governo de Maurício de Nassau, no qual estiveram presentes alguns médicos (físicos), além dos outros profissionais citados, como Willem van Millaene e Willen Piso. Este escreveu a "De Medicina Brasiliense", a primeira parte do "História Naturalis Brasilae" (1648), considerado o primeiro tratado de Patologia brasileira, em coautoria com George Marcgraf.[14]

Outros que praticaram a Medicina foram os boticários, ou seja, os donos de botica ou comerciantes de remédios. Seus estabelecimentos, as boticas, eram o ponto de encontro da população mais abastada e vendiam, além de medicamentos, também bebidas alcoólicas.

Esses profissionais também foram úteis, pois nos locais em que não havia o físico, o cirurgião ou sequer o cirurgião-barbeiro era a eles que a população acorria para ouvir e adquirir tratamento para determinada afecção. Daí veio o hábito que persiste em nossos dias de conversar com o farmacêutico para a indicação de um medicamento para determinada doença.

Outros ainda que podem ser destacados foram os curadores. Estes eram indivíduos que possuíam uma condição social que os diferenciava de algum modo – como fazendeiros, viajantes, capitães de navio, entre outros – e que munidos de manuais de Medicina popular, nos locais onde faltavam profissionais mais habilitados, tratavam seus familiares, empregados, escravos e a população em geral carente de recurso. Esse hábito também permanece arraigado na população carente que ainda em nos-

---

[14] SANTOS, L. C. F. *História Geral da Medicina Brasileira*. Vol. 1. Editora da Universidade de São Paulo: São Paulo, 1977.

sos dias, em locais distantes, busca curadores e benzedeiras para tratamento de seus males. Sabe-se que Joaquim José da Silva Xavier, que passou à história como o herói Tiradentes, além de exercer o ofício que motivou sua alcunha, era também um excelente curador, como bem assinala Lycurgo Santos Filho.

A partir do século XVIII aparecem também cirurgiões diplomados e mesmo físicos, que irão proliferar no país no século XIX, especialmente após a criação das primeiras faculdades de Medicina, mas os cirurgiões-barbeiros estiveram presentes até finais do século XIX.

II. Assistência hospitalar

A assistência hospitalar no Brasil, desde o século XVI, teve também caminhos interessantes.

Em 1543, Brás Cubas, ao fundar o povoado que seria a cidade de Santos, criou a primeira Santa Casa de Misericórdia do Brasil, que é considerada a primeira instituição hospitalar brasileira. Brás Cubas pertencia em Portugal à Irmandade de Misericórdia, fundada por Dona Leonor de Lancastre. A Irmandade estabelecia sete propostas de ordem espiritual e sete de ordem material, com objetivos humanitários em prol dos desfavorecidos, entre os quais estava o auxílio aos doentes. Daí ter sido fundada em Portugal, em 1498, a primeira Santa Casa de Misericórdia.[15]

---

[15] MARTIRE Jr., L. *História da Medicina Curiosidades & Fatos*. Astúrias: São Paulo, 2004.

A partir da Santa Casa de Misericórdia de Santos, outras proliferaram pelo país, estando presentes na maior parte das cidades brasileiras, sendo até hoje um diferencial de assistência médica em relação a outros países, uma vez que nelas a assistência ocorre, por princípio, de maneira caritativa e gratuita aos necessitados, embora, é claro, também atendam conveniados e particulares. A cidade de Olinda já reivindicou a primazia da criação da instituição, todavia não existem dados documentais comprobatórios a respeito.[16]

Vale lembrar que a partir de 1549 as enfermarias jesuíticas que se espalharam pelo país também prestaram assistência médica ainda que de maneira relativamente precária, incluindo-se, portanto, na assistência hospitalar primordial.

Existiram também os lazaretos, que eram locais de isolamento para leprosos.

Na segunda metade do século XVIII, mais especificamente a partir de 1759 quando os jesuítas foram expulsos do país pelo Marquês de Pombal, a maior parte de suas enfermarias foi transformada em hospitais militares. Esses passam a integrar, então, a assistência hospitalar brasileira.

Essas foram as entidades de atendimento hospitalar no Brasil até o século XIX. A partir desse século é que novas instituições hospitalares irão surgir.

Em 1852 foi criado o hospital Dom Pedro II, no Rio de Janeiro, o primeiro para prestar atendimento a doentes mentais.

---

[16] MARTIRE Jr., L. *História da Medicina Curiosidades & Fatos*. Astúrias: São Paulo, 2004.

A partir desse século, a imigração, estimulada em grande escala após as restrições ao tráfico negreiro (1850) e mais tarde após a abolição da escravatura (1888),[17] será também responsável pelo desenvolvimento da assistência hospitalar no Brasil, pois, com o objetivo de auxiliar e prestar assistência médica aos membros da colônia imigrante e seus descendentes, são criados sociedades beneficentes e seus respectivos hospitais.

Assim surgiu a Sociedade Portuguesa de Beneficência de Salvador (1857), de Santos (1859), de São Paulo (1859), de Porto Alegre (1854) etc. O mesmo dar-se-á mais tarde com as colônias alemã, italiana, japonesa, sírio-libanesa e israelita.

Na cidade de São Paulo, povoamento acanhado até o início do século XIX, hoje a quarta metrópole do mundo, grandes instituições hospitalares, que são referência na Medicina nacional e internacional, nasceram desse modo, entre os séculos XIX e XX, como Hospital São Joaquim da Beneficência Portuguesa, Hospital Alemão Oswaldo Cruz, Hospital Japonês Santa Cruz, Hospital Sírio-Libanês e Hospital Israelita Albert Einstein.

III. Ensino médico

Em relação ao ensino médico, o colonizador português não criou escolas de nível superior em suas colônias, diferentemente de seus pares, também colonizadores europeus na América.

---

[17] MARTIRE Jr., L. *História da Medicina Curiosidades & Fatos*. Vol.II. Astúrias: São Paulo, 2006.

Assim, até o alvorecer do século XIX, brasileiros que queriam exercer a Medicina buscavam a metrópole, tendo de estudar em Coimbra ou então, conforme as possibilidades e circunstâncias individuais, também em Salamanca, na Espanha, e mesmo Montpelier, na França, primeiras faculdades daqueles países. Todavia, no início do século XIX, ocorrerá um fato que será decisivo não apenas para a história do Brasil como também para a história da Medicina brasileira.

Com a expansão napoleônica na Europa e dadas as ligações de Portugal com a Inglaterra, Napoleão Bonaparte resolve invadir Portugal, mas o formidável plano estratégico da Coroa Portuguesa transferiu a Corte para o Brasil e assim o príncipe regente, mais tarde Dom João VI, aporta em terras brasileiras sem uma previsão de quanto tempo permaneceriam na Colônia.

O cirurgião-mor da Corte de então, também professor e demonstrador de anatomia na Universidade de Coimbra, era o brasileiro José Correia Picanço, nascido na cidade de Goiana, interior de Pernambuco. Ele havia se formado em Portugal e também trabalhado na França com Sabatier, com cuja filha havia se casado. Ciente da incerteza quanto ao tempo de permanência, ele estimulou o príncipe regente a criar o curso de Medicina. Assim, em 18 fevereiro de 1808, foi criada a Escola de Cirurgia da Bahia no hospital militar do Terreiro de Jesus em Salvador, Bahia, antiga enfermaria jesuítica e o primeiro curso superior criado no Brasil. Com a transferência da Corte para o Rio de Janeiro é criada a Escola de Cirurgia do Rio de Janeiro, em 24 de abril de 1808, a segunda faculdade de Medicina do país.

Ambos os cursos de Medicina possuíam um currículo de quatro anos de duração, com aulas de anatomia e cirurgia.

Vale lembrar que antes da criação das escolas de cirurgia já havia sido ministradas aulas de cirurgia no final do século XVIII em Minas Gerais, em São Paulo e mesmo na Bahia, todavia, obviamente, não se constituíram em escolas oficiais.

Em 1813, o projeto de um médico e deputado baiano, Manoel Luiz Álvares de Carvalho, foi encaminhado a D. João VI, propondo a elevação das Escolas de Cirurgia a Academias de Medicina e Cirurgia. Assim, em 1º de abril de 1813, foi criada a Academia de Medicina e Cirurgia do Rio de Janeiro e, dois anos depois, em 1815, a da Bahia. O curso de Medicina passava a ter cinco anos de duração, com o aumento do número de disciplinas ministradas, passando de duas para sete. O aluno que concluísse os cinco anos, sendo aprovado nas avaliações, recebia o título de Cirurgião Aprovado. Possuindo notas plenas e cursando por mais um ano as disciplinas do último ano, recebia o título de Cirurgião Diplomado.

Até 1826 os cirurgiões formados no Rio de Janeiro e na Bahia necessitavam, para o exercício da profissão, que o cirurgião-mor da Corte Portuguesa oficializasse o diploma, entretanto, neste ano, D. Pedro I confere, através de Decreto Imperial de 29 de setembro de 1826, independência e poder às Academias de Medicina e Cirurgia para a oficialização do diploma dos alunos formados no Brasil.

Em 3 de outubro de 1832, a Regência Trina Permanente – formada por Bráulio Muniz, Costa Carvalho e Lima e Silva – transforma as Academias de Medicina e Cirurgia em Faculdades de Medicina da Bahia e do Rio de Janeiro, passando o curso a ter seis anos de duração, e os alunos, ao concluírem esse período, passam a receber o título de doutor em Medicina, apresentando uma tese de conclusão. O currículo passou então a 14 disciplinas. Nesse ano foi criado o curso de Farmácia.[18]

Durante o Segundo Império, no reinado de D. Pedro II, ocorreram três grandes reformas no ensino médico brasileiro. A primeira, de Visconde de Bom Retiro, em 28 de abril de 1854, o currículo passou a ter 18 disciplinas e determinou-se a instalação de laboratórios, anfiteatros e que a direção das faculdades fosse exercida por um diretor e uma congregação de lentes (professores titulares), forma que permanece em nossos dias; a segunda, de Leôncio de Carvalho, em 19 de abril de 1859, na qual o currículo passou a ter 26 disciplinas e determinou entre outras coisas a abolição do juramento religioso, a autorização do ingresso de mulheres nas faculdades e a frequência livre nas aulas; e a última, de Visconde de Saboia, em 25 de outubro de 1884, na qual o currículo permanece com 26 disciplinas, há a abolição da livre frequência dos alunos, a instituição de uma revista bimestral para publicação de trabalhos científicos, aumento do número de laboratórios e exigência de mais quesitos aos pretendentes a ingresso nas faculdades. Neste ano é criado o curso de Odontologia.[19]

Pode-se observar pelo exposto que o ensino médico brasileiro pode ser considerado de excelência desde o princípio, principalmente em analogia a outros países. Nos Estados Unidos, por exemplo, no século XIX, o curso médico era de apenas alguns meses nas várias escolas daquele país, sem uma normatização adequada, e só

---

[18] MARTIRE Jr., L. *História da Medicina Curiosidades & Fatos*. Vol. III. Astúrias: São Paulo, 2008.
[19] MARTIRE Jr., L. *História da Medicina Curiosidades & Fatos*. Vol. III. Astúrias: São Paulo, 2008.

começou a se organizar adequadamente após a reforma proposta por Halsted, Osler e Welch, a partir de 1895, e principalmente após a publicação do relatório Flexner, em 1910, quando muitas escolas médicas (três) foram fechadas naquele país.

A terceira faculdade de Medicina brasileira será criada em 1899 em Porto Alegre-RS, e no início do século XX aparecerão outras em outros estados brasileiros, como em Belo Horizonte-MG (1911), em São Paulo-SP (1912), em Curitiba-PR (1912), em Belém-PA (1919) etc.

Pode-se deduzir que foi a partir do início do século XIX, com a criação das escolas de Medicina, que a Medicina brasileira passa a ter um maior desenvolvimento, surgindo, portanto, os primeiros textos médicos impressos no Brasil. Proliferam as teses de Medicina e começa a se desenvolver a Medicina genuinamente brasileira.

IV. Pesquisa científica

Pode-se dizer que a fase primordial da pesquisa científica brasileira encontra-se na Bahia, naquilo que foi chamada de Escola Tropicalista Baiana, cujo núcleo original formado por Silva Lima, John Paterson e Otho Wücherer não pertencia à faculdade de Medicina da Bahia, mas depois docentes da faculdade, como Antonio José Alves, Januário de Faria, Virgílio Damásio e Pacífico Pereira, integraram-se a ela. Foi criada a Gazeta Médica da Bahia, em 1866, na qual eram publicados trabalhos de pesquisa.[20]

---

[20] SANTOS, L. C. F. *História da Medicina no Brasil*. Tomo 1. Editora Brasiliense: São Paulo, 1947.

Todavia o desenvolvimento da pesquisa científica brasileira de maneira sistemática ocorrerá mais ao final do século XIX com Oswaldo Cruz, paulista de São Luiz do Paraitinga, formado no Rio de Janeiro e com outros tantos contemporâneos, como Adolfo Lutz, Vital Brasil, Carlos Chagas, Emílio Ribas, Gaspar Viana, Rocha Lima, apenas para citar alguns.

Seus trabalhos e descobertas sedimentaram a ciência metódica no Brasil. O Instituto de Manguinhos, criado por Oswaldo Cruz, hoje denominado Instituto Oswaldo Cruz, que inclui a Fundação Instituto Oswaldo Cruz (Fiocruz) e a Casa de Oswaldo Cruz, é o maior centro de pesquisas da América do Sul. Prestígio semelhante em seus campos de atuação gozam o Instituto Butantã (criado por Vital Brasil) e o Instituto Adolfo Lutz.

Hoje, naturalmente, não apenas no campo da Medicina, as Universidades espalhadas pelo país são também grandes e conceituados centros de pesquisa.

V. Sociedades médicas

A primeira Academia Científica Brasileira foi fundada em 1771 e instalada em 18 de fevereiro de 1772 no palácio do Vice-Rei D. Luís de Almeida Portugal, marquês do Lavradio, sob proteção deste, extinguindo-se em 1779, com o término de seu governo. Fizeram parte dela físicos, cirurgiões, boticários, bacharéis em leis, sacerdotes e outros letrados nas sessões correspondentes.[21]

---

[21] SANTOS, L. C. F. *História Geral da Medicina Brasileira*. Vol. 1. Editora da Universidade de São Paulo: São Paulo, 1977.

A mais antiga sociedade médica brasileira foi criada em 30 de junho de 1829, no Primeiro Império, como Sociedade de Medicina do Rio de Janeiro. Tornou-se, pela carta da Regência Imperial de 8 de maio de 1835, a Academia Imperial de Medicina e após a Proclamação da República transformou-se na Academia Nacional de Medicina, com sede no Rio de Janeiro, como permanece até nossos dias.

A Sociedade de Medicina e Cirurgia do Rio de Janeiro fundada em 1886 permanece em sua sede na Rua do Ouvidor.

Muitas outras sociedades médicas foram criadas, principalmente a partir do século XX, como as de especialidades. Entretanto só em 1951 será criada a Associação Médica Brasileira, à qual hoje são afiliadas todas as sociedades oficiais de especialidades, cabendo a estas a outorga do Título de Especialista, que é respaldado por aquela e registrado nos Conselhos Regionais de Medicina.

VI. Regulamentação da Medicina

No período colonial, a regulamentação do exercício da Medicina estava a cargo do físico-mor e do cirurgião-mor da Corte, responsáveis pelo registro e fiscalização dos profissionais de Medicina e da cirurgia respectivamente. Em 1782, esses cargos foram abolidos e foi criada a "Junta do Proto Medicato", por D. Maria I, composta por sete deputados, todos médicos e cirurgiões. Em 1809, o Regente D. João (futuro D. João VI), já no Brasil, restaurou os cargos acima referidos.

O sistema permaneceu no Primeiro Império, sendo feita uma mudança por D. Pedro I, em 1831, que aboliu os cargos citados e delegou a função às Câmaras Municipais. Em 1850, D. Pedro II criou uma "Junta Central de Higiene", estabelecendo outras semelhantes em algumas capitais de províncias. Em 1881, a Junta Central foi substituída pela "Inspetoria Geral de Saúde e Higiene Públicas" e criadas as Inspetorias nas províncias.

Após a Proclamação da República, a regulamentação da profissão médica e dos demais profissionais de saúde fica a cargo do Departamento Nacional de Saúde, através de sua Seção de Fiscalização do Exercício Profissional. O Decreto Federal n. 169, de 18 de janeiro de 1890, estabeleceu que os Estados deveriam seguir a legislação federal até que fossem organizados seus próprios serviços sanitários, o que vai ocorrer a partir de 1892. Assim os Serviços Sanitários Estaduais passam a ser os responsáveis pelo registro dos profissionais de Medicina em livros específicos, levando-se em conta o diploma emitido pelas faculdades de Medicina do país e também os diplomas de faculdades estrangeiras, desde que oficialmente reconhecidas e que os profissionais nestas formados se habilitassem perante as faculdades brasileiras na forma dos respectivos estatutos. Aos profissionais formados em faculdades estrangeiras e que provassem terem publicado obras importantes de Medicina, cirurgia ou farmacologia poderia ser concedida a isenção de exame.[22]

Esse sistema permaneceu até a criação do Conselho Federal de Medicina (CFM) em 1951, com o objetivo de fazer o registro profissional do médico e que também possui as atribuições cons-

---

[22] MOTT, M. L.; MUNIZ, M. A. et al. "Médicos e Médicas de São Paulo e os Livros de Registros do Serviço de Fiscalização Profissional (1892-1936)". IN: *Cienc.saúde coletiva, vol. 13, n. 3, Rio de Janeiro,* mai/jun 2008.

titucionais de fiscalização e normatização da prática médica. Os Conselhos Regionais de Medicina foram criados em 1957.

O sistema de residência médica para especialização foi criado na década de 1940 do século XX, tendo iniciado no Hospital das Clínicas da Universidade de São Paulo, e é hoje o modelo de formação em pós-graduação em Medicina no país.

A Medicina brasileira, que é hoje referência mundial em algumas especialidades, como, por exemplo, a cirurgia plástica e a cardiologia, é também reconhecida mundialmente como uma das melhores do mundo, especialmente no que tange ao elevado nível de capacitação científica e humana de seus profissionais.

Parte 2

Quatro
estudos de caso

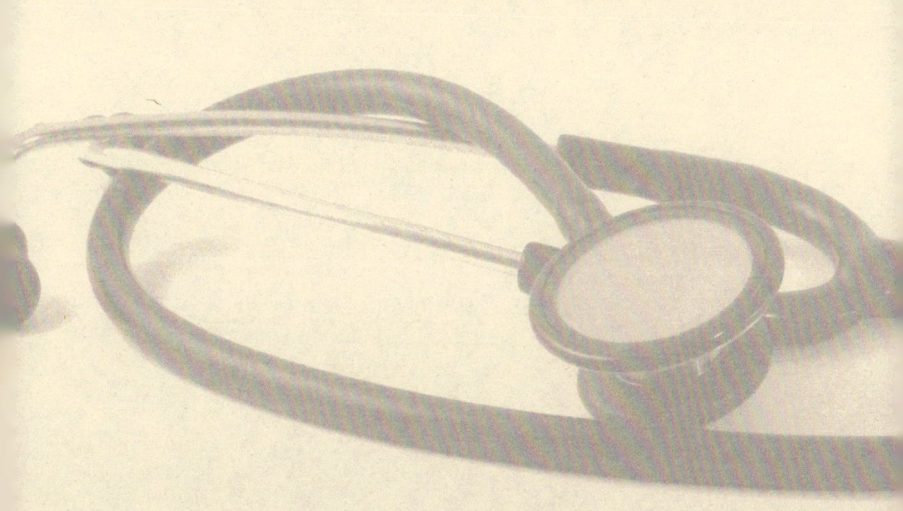

6. Ignaz Semmelweis e a febre puerperal

I. Os fatos

Entre 1844 e 1848, Ignaz Semmelweis (1818-1865), jovem médico húngaro, foi vinculado a um dos dois serviços de obstetrícia do hospital de Viena. Nessa época, um dos maiores riscos para uma mulher parturiente era contrair uma terrível doença, a "febre puerperal", assim denominada por atingir as pacientes durante o período após o parto. Chamou a atenção de Semmelweis um fato surpreendente: no primeiro serviço de obstetrícia, a mortalidade devido à febre puerperal era muito mais importante que no segundo.

Tabela de mortalidade nos dois serviços de obstetrícia do hospital de Viena

	Serviço n. 1	Serviço n. 2
1843	9%	6%
1844	8,2%	2,3%
1845	6,9%	2%
1846	11,5%	2,8%
1847	5%	1%

Semmelweis realçou dois outros fatos marcantes: de um lado, a doença era endêmica no hospital, enquanto não se contavam senão alguns poucos casos em Viena e em seus arredores. De outro lado, as mulheres que, por residirem longe do hospital, davam à luz no traslado eram menos atingidas pela afecção. Portanto as condições sanitárias desses partos mostraram-se, à primeira vista, menos satisfatórias que as apresentadas no âmbito hospitalar.

Como Semmelweis, não dispondo da teoria microbiana das infecções e apelando como ferramenta a estatísticas rudimentares, deu-se ao trabalho de explicar a surpreendente diferença de mortalidade entre os dois serviços? Em outras palavras, como raciocinou ele para chegar a elaborar novos conhecimentos úteis no meio médico? Semmelweis relatou as etapas de sua longa busca numa obra, publicada em 1861, intitulada *A etiologia, o conceito e a profilaxia da febre puerperal*.

II. Os modos de raciocínio

Raciocinar é *inferir uma proposição chamada de conclusão a partir de proposições iniciais denominadas premissas*. Os principais modos que podem corresponder a tal atividade foram estudados desde a Antiguidade (Aristóteles) até hoje graças ao desenvolvimento da lógica formal e das ciências cognitivas.

1. A dedução

Somente um modo de raciocínio confere às conclusões estabelecidas, graças a ele, um caráter de *necessidade lógica* e nos possibilita atingir a *certeza* quanto à validade de suas conclusões: é a dedução. Deduzir é *esclarecer as implicações lógicas das premissas a fim de se chegar a uma conclusão.*

Dois domínios das ciências – que constituem as ciências formais – a saber, a lógica e as matemáticas –, recorrem quase que exclusivamente a esse modo de raciocínio.

Para se restringir a um exemplo tradicional de dedução denominado silogismo: se as premissas "A é B" e "Todo B é C" são verdadeiras, a conclusão obtida dedutivamente "A é C" é necessariamente verdadeira. Porém o que se passa se as premissas são falsas no plano factual como no seguinte caso: "meu chimpanzé Ursulino é um animal. Todos os animais são móveis de jardim. Portanto, meu chimpanzé Ursulino é um móvel de jardim". O raciocínio é válido, a conclusão, porém, é evidentemente inadmissível no plano dos fatos observáveis na realidade. Para determinar a verdade material das proposições que constituem as premissas, deve-se apelar a outros modos de raciocínio além da dedução.

Semmelweis (como todo pesquisador de Medicina) tinha como ambição explicar um conjunto de fatos efetivamente ocorridos no mundo e não visava simplesmente encadear logicamente as proposições. A dedução revela-se, então, radicalmente insuficiente.

2. A indução

Um ponto de vista filosófico que conheceu recentemente seu momento de glória, o indutivismo, afirmava que as ciências empíricas (aquelas que têm por objeto os diversos aspectos da realidade material) procedem essencialmente por acumulação de dados observáveis, relativos aos fatos, dos quais seriam derivadas leis gerais.

Incontestavelmente, tanto no cotidiano quanto no campo das ciências, recorre-se a esse modo de raciocínio denominado indução. *Induzir significa generalizar*. Parte-se de premissas (um conjunto delimitado de enunciados singulares) correspondentes a casos observáveis singulares (fatos), como, por exemplo, "Eu vi um corvo negro no instante t1 em um lugar x1", "Pedro viu um corvo negro no instante t2 em um lugar x2" etc. Generalizando-se, chega-se à conclusão (que toma forma de um enunciado universal): "Todos os corvos são negros". Deve-se reconhecer que esse tipo de raciocínio é muito comum na pesquisa médica quando se trata de identificar e de caracterizar as entidades submetidas à investigação. Quando se enuncia: "uma mulher que recentemente deu à luz apresenta certos sintomas (febre, delírio, dilatação do abdome) e morre rapidamente", multiplicado por um número x de ocorrências, chega-se à generalização: "existe uma afecção que apresenta certa sintomatologia" que será batizada pelo nome de "febre puerperal". Por meio desse raciocínio indutivo, estabelece-se, portanto, a existência de uma determinada patologia. Porém, como observa Claude Bernard (1865-1966, p. 45):

> "a simples constatação de fatos jamais chegará a constituir uma ciência. Por mais que se multipliquem os fatos ou as observações não se chegará ao conhecimento disso".

Na realidade, o que pretendia Semmelweis? Chegar a estabelecer a causa da febre puerperal. Ora, essa causa não poderia ser inferida a partir dos fatos. A indução, enquanto processo de generalização, não permitia a Semmlweis ultrapassar o conjunto de dados observáveis à sua disposição com vistas a explicar a diferença de mortalidade entre os dois serviços.

3. A abdução

Como procedeu, então, Semmelweis para ter sucesso em sua descoberta? *Ele formulou hipóteses*. Esse é outro modo de raciocínio, *a abdução*. Às vezes chamada de inferência à melhor explicação, ela foi de início definida pelo filósofo americano C. S. Peirce (1839-1914) da seguinte forma:

Um fato observado C é surpreendente.
Ora, se H (uma dada hipótese) fosse verdadeira, C ocorreria.
Há, portanto, uma razão para se supor que H seja verdadeira.

A abdução permite, desse modo, inferir causas dos efeitos. Semmelweis emitiu grande número de hipóteses, a fim de explicar a excessiva mortalidade constatada no serviço n. 1 (excesso de mortalidade que constituía um fato surpreendente). O filósofo Carl Hempel (1905-1997), em uma famosa passagem de seus *Elementos de epistemologia* (Paris, Armand Colin, 1972), aponta nove dentre outras. O próprio Hempel não emprega o termo abdução e privilegia um modelo hipotético-dedutivo da descoberta científica. A.-C. Masquelet, particularmente em *Le raisonnement medical* (Paris, PUF, 2006), utiliza o mesmo exemplo que o deste capítulo.

— Hipótese 1 (H1): nas "influências epidêmicas", mudanças atmosféricas, cósmicas e telúricas que atingem uma determinada zona seriam a causa da febre puerperal.

— Hipótese 2 (H2): a doença seria o efeito induzido por uma aglomeração de pacientes.

— Hipótese 3 (H3): a qualidade do regime alimentar poderia ser incriminada.

— Hipótese 4 (H4): a qualidade dos cuidados administrados aos pacientes variava de um serviço a outro, sendo claramente inferior no serviço n. 1.

— Hipótese 5 (H5): a febre poderia resultar de ferimentos infligidos nos pacientes no momento de exames realizados por estudantes de Medicina residentes exclusivamente no serviço n. 1 (o serviço n. 2 aceitava somente parteiras aprendizes).

— Hipótese 6 (H6): a percepção do sacerdote, oferecendo os últimos sacramentos, produziria um efeito psicológico nefasto. O sacerdote, ao ministrar os santos sacramentos às pacientes agonizantes, era obrigado a passar em frente às mulheres em trabalho de parto no serviço n. 1, enquanto que no serviço n. 2 a própria disposição espacial fazia com que o sacerdote não tivesse contato com as mulheres em trabalho de parto.

— Hipótese 7 (H7): a posição na hora do parto. No serviço n. 1, as pacientes davam à luz deitadas de costas, enquanto que no serviço n. 2 elas davam à luz deitadas de lado.

O grande número de hipóteses inúteis, das quais enumeramos aqui somente as principais, revela a dificuldade em se determinar a causa da doença. Uma vez formulada uma hipótese, no âmbito do raciocínio abdutivo, uma segunda etapa consiste em operar uma dedução. Propõem-se implicações (I) que são deduzidas da hipótese. Tais implicações devem ser testáveis empiricamente por meio dos recursos disponíveis da observação e experimentação. Se se mostrarem falsas ao fim dos testes, a hipótese deve ser rejeitada.

No caso da hipótese 1, por exemplo, o raciocínio toma a seguinte forma:

Se H1 ("a epidemia é causada por influências atmosféricas, cósmicas e telúricas") é verdadeira, "os dois serviços do hospital devem ser marcados numa proporção equivalente em razão de sua proximidade geográfica" (implicação 1) e "as mulheres que dão à luz fora do hospital na cidade de Viena devem ser tomadas numa proporção equivalente em razão de sua proximidade geográfica" (implicação 2). As implicações mostraram-se falsas, o que pode ser verificado tomando-se simplesmente as cifras da mortalidade nos dois serviços para a implicação 1 e aquelas correspondentes às taxas de mortalidade das mulheres fora do hospital para a implicação 2. Uma vez que as duas implicações eram falsas, a hipótese 1 deveria ser descartada e considerada como falsa.

As hipóteses H2, H3, H4 foram rapidamente descartadas, pois os fatos bem estabelecidos permitiam infirmá-las. O amontoamento de pacientes era equivalente nos dois serviços. No que se refere à qualidade do regime alimentar e dos cuidados proporcionados, Semmelweis assegurou-se que eram similares.

As hipóteses H5, H6 e H7 foram descartadas graças às experimentações, a experimentação sendo definida como uma modificação voluntária do curso de um fenômeno natural com a finalidade de isolá-lo dos parâmetros que contribuem na produção desse fenômeno.

— H5: a redução do número de estudantes e a limitação dos exames ginecológicos não alteraram em nada as taxas de mortalidade no primeiro serviço.

— H6: a modificação do trajeto do sacerdote, a fim de evitar que as pacientes do primeiro serviço não se confrontassem com sua presença, não teve incidência alguma sobre a taxa de mortalidade.

— H7: a alteração da posição no momento do parto também não influenciou na situação.

Semmelweis relata em sua obra o seguinte elemento autobiográfico: desanimado pela refutação de todas essas hipóteses, ele permaneceu em Viena com dois amigos durante o mês de março de 1847. Quando de seu retorno, tomou conhecimento do falecimento de seu colega, o doutor Kolletschka, professor de Medicina legal. Essa notícia o entristeceu, pois ele o estimava muito. No entanto, ela lhe permitiu igualmente formular uma nova hipótese. Com efeito, Kolletschka fora ferido no dedo, acidentalmente, pelo escalpelo de um estudante, durante uma autópsia. Ele falecera após ter desenvolvido os mesmos sintomas que aqueles observados nas pacientes acometidas pela febre puerperal. Semmelweis formulou então uma nova hipótese (H8): "a febre puerperal é um envenenamento do sangue causado pela matéria cadavérica transportada pelas mãos dos médicos", pois o próprio médico, seus assistentes e os estudantes faziam autópsias antes de se dirigirem à sala de parto e lavavam as mãos bem superficialmente com água e sabão.

Para provar a validade de sua hipótese, Semmelweis testou a seguinte implicação:

I: as medidas apropriadas de antissepsia (utilização de uma solução de cloreto de cálcio ao sair da sala de autópsia para a esterilização das mãos) devem provocar a redução da mortalidade.

A aplicação dessas medidas teve por efeito a queda rápida da mortalidade no primeiro serviço: de 11,5%, em 1846, passou-se a 1,27% em 1848. A experimentação não levou, dessa forma, a uma rejeição da hipótese, mas permitiu corroborá-la. Além do mais, todos os outros fatos assinalados (mortalidade bem mais reduzida fora do hospital, presença exclusiva de estudantes de Medicina no serviço 1 e as parteiras em formação no serviço 2, essas últimas não praticando autópsias...) estavam coerentes com a hipótese H8.

Semmelweis empreendeu com o Dr. Lautner, um assistente do professor Rokitanski, uma séria de experiências. Eles infectaram, durante o ano de 1848, o útero de nove cadelas, utilizando-se de um pincel untado com material cadavérico em decomposição. Após a morte dos animais, ocorrida logo em seguida, eles procederam à autópsia e constataram a presença de lesões semelhantes àquelas que poderiam ser observadas no corpo das mulheres que não resistiram à febre puerperal.

No entanto, a hipótese H8 se mostrou falsa ou, antes, incompleta. Com efeito, onze mulheres em doze faleceram ao final de um exame ginecológico realizado por Semmelweis sem a limpeza prévia das mãos com cloreto de cálcio, tendo ele terminado de examinar uma paciente acometida de câncer purulento no colo do útero. Semmelweis apresentou então uma nova hipótese, H9: "a matéria orgânica em decomposição (provinda de indivíduos mortos ou vivos) é o agente infeccioso" (e não somente a matéria cadavérica).

O modo de raciocínio abdutivo revela-se mais ou menos fecundo em função da *criatividade* daquele que formula as hipóteses. Tal criatividade é ela mesma tributária da consideração das teorias existentes, do acaso, da capacidade de observação. A fecundidade da abdução depende, igualmente, da capacidade de dedução a partir da hipótese, de certo número de implicações, tendo em vista testar sua pertinência. O risco surge sempre que se omite uma implicação que, ao se revelar falsa, conduziria à rejeição da hipótese ou à formulação de outra. Com efeito, no âmbito das ciências empíricas, existe uma assimetria, assinalada por Karl Popper (1902-1994), entre confirmação e refutação, isto é, nunca se pode apresentar uma prova definitiva a propósito da verdade de uma hipótese, não importa o número de implicações testadas e o número de testes realizados. Em compensação, é possível provar a falsidade de uma hipótese graças a um teste – se somente colocando em evidência a falsidade da implicação correspondente.

4. A analogia

Na formulação de hipóteses, é comum defrontar-se com outro tipo de raciocínio, *a analogia*.

"O princípio do raciocínio analógico é o seguinte: Se A é B segundo certa relação (B/A), e se C se assemelha a A, então C dará D segundo a mesma relação (B/A), vale dizer, em linguagem corrente, 'as mesmas causas produzem os mesmos efeitos'. O raciocínio é rigoroso quando toma a forma de uma proporção: A/B=C/D" (J. B. Paolaggi e J.Coste, 2001, *Le raisonnement medical*, Paris, ESTEM, p. 29).

Semmelweis dedicou-se a esse tipo de raciocínio quando estabeleceu uma analogia entre o que ocorreu a seu colega e o que aconteceu às mulheres em trabalho de parto. A analogia revelou-se fecunda, uma vez que ela encaminhou para uma solução.

Em filosofia das ciências, teve-se às vezes a tendência em reduzir à dedução e à indução os modos de raciocínio em operação nas investigações experimentais. Entretanto a criatividade que leva à descoberta científica é verdadeiramente delimitada apenas se também se volta para esses dois outros modos que constituem a abdução e a analogia, modos que desempenham papel central na prática cotidiana do médico.

III. Qual é o papel do acaso na descoberta da causa da febre puerperal?

Enfatizar os modos de raciocínio em curso no processo de descoberta científica revela o interesse em especificar o que se entende por "raciocinar" nas ciências biomédicas. No entanto tal abordagem permanece parcial. Para se compreender como conhecimentos novos são elaborados e aceitos, é imperativo levar-se em conta um fator contingente como o acaso.

Com efeito, as descobertas científicas se processam segundo um caminho inicialmente imprevisto aos cientistas. Denomina-se *serendipidade* o fato de uma descoberta ocorrer acidentalmente, sem a intenção de efetuá-la.

A descoberta, por Wilhelm Conrad Röntgen em 1895, dos raios X, frequentemente utilizados nas práticas médicas contemporâneas, pertence a essa categoria. Röntgen (1845-1923) não buscava uma nova espécie de raios. Ele trabalhava com raios catódicos e, para isso, utilizava um tubo de Crookes-Hittorf. Ao constatar uma fluorescência estranha que não poderia ser produzida por raios catódicos, uma vez que a fonte desses raios estava encoberta por um espesso papel escuro, Röntgen percebeu que essa fluorescência deveria ser induzida por outro tipo de raios, desconhecidos, que ele denominou como raios X.

A *pseudoserendipidade* designa o fato de uma descoberta ocorrer acidentalmente, uma vez que se tem a intenção de resolver o problema correspondente. O mesmo ocorreu com a descoberta da penicilina por Alexandre Fleming (1881-1955). Em 1906, Fleming estudava as mais diversas famílias microbianas provenientes de doentes de um hospital, em busca de vacinas contra as doenças mais variadas, como a acne, a bronquite, a constipação, o câncer etc. Em 1928, Fleming pesquisava há muito tempo micróbios e os meios de erradicá-los, mais especificamente com famílias de estafilococos. Por ocasião das férias de verão, ele deixou caixas de Petri que continham estafilococos. Quando de seu retorno, constatou que as colônias de estafilococos foram invadidas por mofo (*Penicillium notatum*) e que sobre o local ocupado por esse mofo os estafilococos haviam desaparecido. O *Penicillium* parecia produzir uma substância bacteriófaga, à qual Fleming em 1929 atribui o nome de penicilina.

Em nosso estudo de caso encontramos igualmente manifestações de pseudoserendipidade. Pertencem a essa categoria na descoberta o papel da morte acidental do colega Kolletschka e o do exame de uma paciente acometida por um câncer de colo de útero. Se for plausível reconhecer ao acaso um papel não desprezível em certas descobertas científicas, geralmente ele não favorece senão os espíritos preparados, como enfatizou Louis Pasteur. A pseudoserendipidade de modo geral se sobressai mais, e casos de serendipidade constituem antes figuras de exceção.

IV. Por que Semmelweis não conseguiu convencer seus pares?

A fecundidade dos raciocínios desenvolvidos por Semmelweis o levou a propor medidas de antissepsia, que foram escrupulosamente seguidas pelo pessoal médico nos dois serviços do hospital de Viena. Tais medidas permitiram reduzir, de modo considerável, a mortalidade causada pela febre puerperal. Entretanto um fato histórico aparentemente curioso permanece sem explicação: os resultados de Semmelweis não foram, de modo algum, reconhecidos pela comunidade científica de sua época. Como consequência, durante muito tempo na Europa, milhares de mulheres continuaram a morrer. Por qual razão medidas reconhecidas como eficazes não foram generalizadas para além das maternidades do hospital de Viena? Por que Semmelweis caiu no esquecimento, enquanto Joseph Lister (1827-1912), alguns anos mais tarde, conseguiu convencer a comunidade médica sobre a utilidade das medidas antissépticas e assépticas?

Constata-se, de fato, uma diferença notável de reconhecimento social entre os dois pesquisadores. Após seus trabalhos, em 1849 Ignaz Semmelweis tomou conhecimento da recusa de renovação de seu contrato no hospital de Viena. Em fevereiro de 1850 foi-lhe recusada a atribuição da função de *Privatdozent*[23] na Maternidade. Em outubro do mesmo ano, Semmelweis conseguiu a função, mas com restrição. Em 1850 ele retornou à Hungria, onde trabalhou em dois estabelecimentos hospitalares de Pest, falecendo logo em seguida, no esquecimento. Joseph Lister, por sua vez, realizou em 1865 suas primeiras aplicações de antissepsia em cirurgia. Em 1867, ele publicou os primeiros resultados. Em 1895, foi nomeado presidente da *Royal Society*. Em 1897 foi agraciado com o título de nobreza pela rainha e condecorado em 1902 com a Ordem do Mérito. Faleceu em 1912, honrado com todos os reconhecimentos.

Deve-se notar tal diferença no reconhecimento dos trabalhos dos dois pesquisadores e, portanto, de um aspecto singular na dinâmica da pesquisa científica. Contrariamente a uma ideia bem estabelecida, o verdadeiro não parece impor-se por si mesmo.

---

[23] N.T.: Livre docente.

1. O papel do paradigma científico

O ponto axial a ser considerado aqui é o fato de que uma prática, tal como a antissepsia, necessite de uma justificação teórica. A recomendação, formulada por Semmelweis, da necessidade de se lavar as mãos com uma solução de cloreto de cálcio antes de um exame médico produziu com efeito uma mudança nas estatísticas de mortalidade das pacientes nos dois serviços de obstetrícia. Entretanto isso poderia ser igualmente considerado como uma simples flutuação estatística (houve outras). O procedimento antisséptico não seria plausível e não teria sido aplicado corretamente senão por aqueles que aceitavam a teoria de Semmelweis, segundo a qual a causa da febre puerperal era constituída por partículas de matéria orgânica em decomposição, provenientes de cadáveres ou de seres vivos.

Por que a teoria não teria sido aceita, uma vez que hoje ela nos parece tão razoável? Com Donald Gillies (2005), pode-se se explicar o fracasso de Semmelweis pelo fato de segundo o qual a teoria que justifica a prática da antissepsia não poderia ser inscrita no "*paradigma*" dominante da época. Pode-se encontrar uma racionalidade no trabalho, lá onde se estaria tentado a ver retrospectivamente o obscurantismo. Os médicos estavam, com efeito, repletos de razão em não aderir à teoria de Semmelweis.

O que é um paradigma? Thomas S. Kuhn é o historiador e filósofo das ciências que definiu essa noção:

"um paradigma científico é constituído por um conjunto de teorias, de modos de se colocar um problema e técnicas permitindo resolvê-lo, compartilhado por um grupo de pesquisadores trabalhando sobre um mesmo objeto no mesmo momento. Alguns componentes do paradigma permanecem tácitos e não formalizáveis".

Os exemplos de paradigma propostos por Kuhn em suas obras – e em particular na *A estrutura das revoluções científicas* – são basicamente tomados da Física e da Química.

A atividade científica pode ser descrita por Kuhn da seguinte maneira: um dado paradigma define o que é a *ciência normal*. Os problemas são bem identificados e delimitados pelo conjunto de uma comunidade científica. Ocorre que alguns problemas resistem. São as *anomalias*. Depara-se, então, com uma situação de *crise*. São formuladas novas hipóteses que colocam em causa o paradigma dominante. Uma *revolução científica* consiste na instauração, por vezes lenta e cheia de obstáculos, de um novo paradigma. Segundo Kuhn, não se pode estar ao mesmo tempo no novo e no antigo paradigma.

No caso de Semmelweis, sua prática exigia a justificação por uma teoria. Ora, a que ele elaborou foi rejeitada por entrar em contradição com o paradigma dominante no que se referia às causas potenciais das doenças.

2. Um paradigma dominante composto: a Teoria dos Miasmas e a Teoria da Contaminação

Com o caso da Medicina dos anos 1840, a questão, segundo Donald Gilles, era relacionada a um paradigma composto, constituído de duas teorias: a Teoria dos Miasmas e a Teoria da Contaminação. Segundo a Teoria dos Miasmas, dominante por muito tempo (ver cap.

3), as doenças eram provocadas por uma atmosfera putrefata. Essa teoria era confirmada por uma série de fatos: a malária (mau ar) era contraída na proximidade dos pântanos; outras doenças se desenvolviam em locais urbanos confinados, principalmente em alojamentos de operários superlotados e malcheirosos ou em hospitais completamente cheios. As medidas adotadas para diminuir a superpopulação resultavam, aliás, em melhoria da situação sanitária. A Teoria da Contaminação consistia em sustentar a tese da transmissão de uma doença de um indivíduo a outro. A varicela, por exemplo, era, de acordo com tal teoria, uma doença contagiosa.

As doenças eram, pois, classificadas com referência a essas teorias. Citamos Jacob Henle sobre essa questão:

> "Desejo... dividir as doenças epidêmicas e endêmicas em três grupos. O primeiro agrupa as doenças que são creditadas aos miasmas e, tanto quanto se saiba, nunca são contagiosas. No segundo grupo, encontram-se as doenças que surgem numa atmosfera miasmática, no entanto se difundem igualmente graças ao contágio, como a varicela, o sarampo, a rubéola, a escarlatina; encontram-se, igualmente nesse grupo, o tifo, certos tipos de coriza e de catarros, assim como a gripe, a disenteria, o cólera, a peste e a febre puerperal. No terceiro grupo, estão as doenças que não são contagiosas e que parecem desenvolver-se graças aos miasmas, como a sífilis, a sarna..." (Henle J., 1840/1938, "On *miasmata* and *contagia*", *Bulletin of History of Medicine*, n. 6, p. 913-914).

Na Grã-Bretanha, na época de Semmelweis, a febre puerperal era considerada pelos médicos uma doença contagiosa, transmitida de uma mulher à outra. Desde os anos 1790, o corpo médico inglês, considerando que ele próprio poderia ser considerado como um dos fatores propícios à propagação da doença contagiosa, tomou uma série de medidas práticas: a lavagem das mãos antes de qualquer exame ginecológico e a troca completa do vestuário antes de se proceder a um parto.

3. Em que a descoberta de Semmelweis entra em contradição com as teorias dominantes?

A descoberta de Semmelweis entrava em contradição com a teoria dos miasmas. Esta correspondia à hipótese H1 ("a influência atmosférica, cósmica e telúrica"). Numerosas implicações da hipótese haviam sido rejeitadas por Semmelweis e, em particular, ao fato de que tal influência pudesse aplicar-se seletivamente ao serviço n. 1. Com efeito, Semmelweis consagrou grande parte de sua obra em refutar a teoria miasmática, apresentando numerosos argumentos.

A descoberta entrava igualmente em contradição com a Teoria do Contágio, como enfatiza explicitamente Semmelweis:

> "A varicela é uma doença contagiosa, pois ela engendra o contágio que causa a varicela em outros indivíduos. A varicela provoca somente a varicela e não outra doença. [...] A febre puerperal é diferente. Essa febre pode ser provocada em enfermos por meio de outras doenças. No primeiro serviço do hospital, era causada por [contato] um carcinoma uterino purulento, [...] pelas partículas de matéria cadavérica proveniente dos organismos..." (1861/1968, p. 106).

Essas reflexões conduziram Semmelweis a também reconfigurar a nosografia de sua época, pois não existia doença específica que havia atingido somente as mulheres em trabalho de parto. Todas as pessoas, homens ou mulheres mortos após contato com partículas de matéria orgânica em decomposição, sofriam de uma mesma e única doença.

Consequentemente, pelo fato de não estarem integradas ao paradigma dominante da época, tanto a teoria de Semmelweis como suas prescrições referentes à antissepsia permaneceram letra morta. Em que pese as fortes reticências, as práticas antissépticas de Lister foram, em contrapartida, aceitas, pois sua introdução correspondia a um período revolucionário no qual um novo paradigma médico, a teoria dos germes ou dos microrganismos infecciosos (Pasteur e Koch), emergia e substituía o antigo (ver capítulo 3).

7. Barry Marshal e Robin Warren – *Helicobacter Pytori* e as úlceras do estômago

O conjunto deste capítulo repousa sobre duas fontes principais: a obra coletiva editada por B. Marshall, *Helicobacter Pioneers* (2002), e a obra de Paul Thagard, *How Scientists Explain Disease* (1999). O caso apresentado aqui pertence à história recente da investigação biomédica. Ele é de maior complexidade do que aquele da descoberta de Semmelweis e permite enfatizar uma dimensão da pesquisa científica abordada de modo sucinto até o momento, a saber, as relações entre teorias, experimentações e instrumentos que possibilitam justificar a pertinência dos conhecimentos assim elaborados.

I. Um encadeamento de descobertas

Primeira descoberta: a existência de uma nova bactéria.

Em 11 de junho de 1979, dia de seu aniversário, Robin Warren, patologista do hospital Real de Perth (Austrália), observou por ocasião de uma biópsia de rotina a presença de bactérias espiraladas no estômago de um paciente. A partir de 1981, Warren iniciou culturas dessa bactéria em meio aerófilo com a cooperação de Barry Marshall, jovem interno em Medicina que passava um período de seis meses de formação no serviço de gastroenterologia do hospital. No mesmo tempo, Marshal revisou toda a literatura médica anterior relativa a essa questão. Encontrou alguns artigos precursores, mas que permaneceram sem continuação. Em razão da morfologia espiralada e da presença de flagelos em uma extremidade, os pesquisadores decidiram assimilar, por analogia, a bactéria aos *Campylobacters*. Assim, em 1983, conseguiram poder afirmar a descoberta de um novo tipo de bactéria, que foi batizada *Campylobacter pyloridis*, no estômago de pacientes acometidos de gastrite. Em 1989, diversos estudos (relativos sobretudo ao RNA da bactéria e a sua composição celular em ácidos graxos) induziram a renomear a bactéria *Helicobacter pylori* e considerar que ela constituía um gênero novo, distinto dos *Campylobacters*. Até então havia um acordo no corpo médico em considerar que o estômago humano era um meio estéril em razão de sua elevada taxa de acidez.

Segunda descoberta: *Helicobacter pylori* é uma das causas de gastrites e úlceras.

Como *Helicobacter pylori* era sistematicamente associada a gastrites e úlceras, Warren e Marshall chegaram a postular que ela constituía uma das causas dessas afecções. Essa hipótese entrava em conflito também com o corpo de crenças dominante junto ao meio médico. Esse concebia que as gastrites e as úlceras do estômago eram provocadas por um excesso de acidez.

Terceira descoberta: o tratamento por antibiótico das gastrites e das úlceras.

Até então e em conformidade com a teoria dominante em Gastroenterologia, as úlceras eram tratadas por meio de antiácidos, uma vez que a finalidade era regular a taxa de acidez no estômago, já que uma taxa muito elevada aparentava ser a causa dessa doença muito difundida. É pertinente recordar que o papel das bactérias no surgimento de doenças foi evidenciado somente por volta dos anos 1860 quando Pasteur e Koch mostraram que as doenças, como a tuberculose, poderiam ter sua origem nas bactérias (ver capítulo 3). Os antibióticos que possibilitaram erradicar certas bactérias foram regulados nos anos 1940.

Para Warren e Marshall, a Teoria dos Germes elaborada por Pasteur e os tratamentos com antibióticos diziam respeito à ordem do saber básico em bacteriologia. Não é de se surpreender, portanto, que desde outubro de 1981 tiveram a ideia de tratar a gastrite de um paciente com antibiótico, a tetraciclina, administrada por via oral durante quatorze dias, tendo obtido sucesso. Porém essa cura e o desaparecimento das bactérias no estômago do paciente não permitiam afirmar que a bactéria espiralada era patogênica. Ela poderia muito bem ser um hóspede oportunista em um órgão já fragilizado. Para sustentar a hipótese do caráter patogênico da bactéria, era indispensável ainda empreender um estudo prospectivo sistemático.

II. Acaso e modos de raciocínio

1. O que dizer do acaso?

O acaso teve um papel no conjunto das descobertas ao menos em duas ocasiões. O próprio fato de se constatar a presença de uma bactéria desconhecida no âmbito da biópsia inicial e de decidir desenvolver uma pesquisa sobre essa surpreendente façanha dizia respeito à serendipidade. Warren, no início, não tinha essa visão. Limitava-se a fazer seu trabalho de patologista, estabelecendo um diagnóstico sobre o paciente, dentre muitos, do hospital. Em artigo relatando o conjunto da história, ele afirma à guisa de conclusão:

> "Irei evocar uma questão que me tem sido colocada por ocasião de minhas conferências: 'Doutor Warren, o senhor entende que suas descobertas são consequência de uma brilhante atividade de pesquisa, da sorte, do furto de ideias ou da serendipidade?' Esta última opção parece-me constituir a boa resposta. A serendipidade inclui a sorte, mas é mais que isso. Penso que eu era a boa pessoa, no bom lugar, no bom momento" (Marshall [ed.], p. 163).

O que Warren enfatiza assim é que, para além da ausência de visão inicial explícita, o empreendimento, ao contrário, foi favorecido – como em todos os casos de serendipidade – pela conjunção de um conjunto de fatores favoráveis como as competências dos pesquisadores, sua obstinação, a aquisição pelo hospital de um novo microscópio eletrônico etc.

Um bom caso de serendipidade ocorreu igualmente na fase durante a qual os pesquisadores tentavam cultivar as bactérias. No fim do ano de 1981, 30 ensaios de cultura da nova bactéria não obtiveram sucesso, permanecendo infrutíferos. Em abril de 1982, o acaso deu um empurrãozinho nos pesquisadores. Em razão do acúmulo de trabalho suplementar, devido à presença de um estafilococo dourado resistente à meticilina no hospital, o departamento de microbiologia ficou sobrecarregado durante o fim de semana de Páscoa. As culturas permaneceram, portanto, cinco dias na incubadora, em lugar de dois dias como previsto pelo protocolo. Isso permitiu, contra toda expectativa, obter colônias de bactérias desejadas. Tem-se aí um bom exemplo de pseudoserendipidade, uma vez que o objetivo dos pesquisadores era conseguir providenciar uma cultura, e não imaginavam que um método indicando cinco dias de incubação pudesse revelar-se judicioso. Estimavam que 48 horas fossem suficientes para obter o resultado desejado.

2. O que se pode dizer dos modos de raciocínio utilizados?

Pode-se explicar o comportamento dos pesquisadores Marshall e Warren retomando a tipologia dos modos de raciocínio já evocada em capítulo precedente.

A indução: desde 1979, Warren havia notado gastrites severas no caso em que o microrganismo observado revestia a mucosa estomacal. Entre 1979 e 1982, Warren e Marshall examinaram 135 biópsias, com o intuito de ver que patologias estomacais seriam plausíveis associar à bactéria espiralada. Não se tratava aqui de testar uma hipótese, mas acumular dados para atingir uma generalização. O trâmite era, no caso preciso, indutivo.

A abdução foi mobilizada quando Warren e Marshall avançaram hipóteses visando explicar os dois fatos surpreendentes: 1) a bactéria chega a sobreviver em meio tradicionalmente considerado como ácido; 2) a presença da bactéria pode ser sistematicamente associada às patologias gástricas determinadas. Hipóteses foram formuladas e na sequência precisaram ser testadas; e é a fase dedutiva que sucede o raciocínio abdutivo.

A analogia, enfim, esteve presente em diversas ocasiões: na classificação do microrganismo enquanto bactéria *Campylobacter* (a forma espiralada e a presença de flagelos); no fato de suspeitar do papel etiológico da *Helicobacter pylori* nas afecções gástricas, por analogia com o fato de que as bactérias podem ser consideradas a causa das diversas patologias comuns.

No âmbito do presente estudo, a apreensão dos modos de raciocínio e do papel do acaso revela-se essencial para compreender como se elaboram conhecimentos novos. No entanto, para melhor compreensão da razão pela qual esses conhecimentos adquirem uma estabilidade suficiente para serem integrados no corpo de conhecimento das ciências biomédicas, é imperativo que precisemos outra dimensão da pesquisa, a saber, as interações entre teorias, instrumentos e experimentações.

III. As interações entre teorias, instrumentos e experimentações

Essas interações múltiplas devem tornar possível o aumento de plausibilidade dos resultados, tendo-se conhecimento de que nas ciências experimentais não se atinge jamais uma certeza total. A incerteza a ser reduzida diz respeito segundo os caos:

— a realidade dos fenômenos estudados em razão de sua escala (infinitamente pequeno, infinitamente grande);

— a determinação de uma causa. Note-se, de um lado, que uma coincidência ou uma correlação não estabelecem uma causa; e, de outro lado, que uma causa pode ser única ou estabelecer uma causa dentre outras (ver no capítulo 4 a ideia de uma determinação multifatorial de algumas doenças).

1. Coincidência, correlação, causa

Nos *Principes de medicine expérimentale*, Claude Bernard relata a seguinte história:

> "Lembro-me de que, quando era interno, surgiram durante o ano cinco casos de fratura da clavícula que foram todos colocados por acaso no leito 17. Sem dúvida ninguém acreditou em alguma correlação entre o número 17 e as fraturas, pois ali a obra do acaso era demasiadamente manifesta. Porém, quando se trata de fatos obscuros quanto a suas causas, coincidências devidas ao acaso podem, sem dúvida, enganar-nos" (1947/1987, p. 226).

Corre-se o risco, portanto, de afirmar a existência de uma causa quando na realidade se está diante de uma *coincidência*. Pode-se definir a coincidência como *a simultaneidade fortuita entre dois fenômenos pertencentes a séries causais diferentes*.

Consideremos agora o caso de figura seguinte: apresentam-se problemas de matemática a indivíduos com a idade de cinco a vinte anos. Não se registram suas idades, mas o tamanho de seus sapatos. Chegar-se-á ao resultado que os indivíduos dotados de pé grande são melhores matemáticos. Nesse caso o erro consiste em afirmar a existência de uma causa lá onde não existe senão uma *correlação*. Essa última consiste em *uma relação entre dois fenômenos que variam um em função do outro*.

"A noção de causa, por sua vez, pode ser definida da seguinte maneira: 'tudo o que produz efeito; aquilo que deve ser necessariamente dado para que se produza o efeito. A causa é o antecedente constante e necessário. As noções de constância e de necessidade autorizam distinguir o evento ou a condição causal do simples antecedente não significativo'" (J. B. Paolaggi e J. Coste, *op. cit.*, p. 42).

Na situação das duas descobertas que nos interessam, a existência da bactéria *H. Pylori* e o papel causal desta bactéria no surgimento de gastrites e de úlceras de estômago, o estilo de pesquisa experimental aplicado por Warren e Marshall, e por seus colegas e seus opositores, tomou a forma de um ajuste firme entre teorias, instrumentos e experimentações.

2. O que é uma teoria?

"Uma teoria, que seja no âmbito de nossa vida cotidiana ou naquele de uma atividade científica, pode ser assim definida: 'um conjunto coerente e hierarquizado de proposições – algumas dessas proposições fazem figura de princípios a partir dos quais outras proposições podem derivar – representando campo de fenômenos, de modo a autorizar certas predições a respeito desses fenômenos'" (A. Barberousse, *L'expérience*, Paris Flammarion, 1999, p. 246).

Tomemos um exemplo: a Teoria dos Germes de Pasteur (1865).

Princípio: os germes são responsáveis por determinadas doenças.

Exemplo de proposição derivada: os germes estão presentes no organismo enfermo.

Exemplo de predição: se um germe é transmitido a um portador são, este desenvolverá a doença correspondente.

3. O recurso a instrumentos

Parece trivial afirmar que sem os instrumentos científicos a descoberta da *Helicobacter pylori* teria sido impossível. Esses instrumentos, na realidade, desempenharam um papel primordial em sua identificação e na caracterização de sua estrutura, e são exatamente por isso *geradores de conhecimentos* no mesmo título que os saberes teóricos.

Os microscópios:
— Com os microscópios óticos, Warren observou microrganismos, identificados num primeiro momento como bactérias pertencentes ao gênero *Campylobacter*.

— O recurso a um microscópio eletrônico por transmissão possibilitou a identificação precisa da nova bactéria, *Helicobacter pylori* (4-5 flagelos visíveis em uma extremidade) e, por isso, a criação de nova classe de bactéria, distinta das já conhecidas.

A utilização desses microscópios pressupõe a existência de outros aparelhos (por exemplo, os incubadores e o domínio de técnicas – cultura de microrganismos, preparação de modelos utilizáveis para os microscópios).

Os endoscópios:
Desde os anos 1970, a endoscopia tornou-se uma técnica usual em Gastroenterologia. O médico passa um tubo, contendo uma fibra ótica, pela garganta de seu paciente, possibilitando-lhe assim examinar o interior do estômago. Essa técnica permite diagnosticar as úlceras gástricas e as úlceras do duodeno. Torna possível também a coleta de amostras de tecido que serão examinadas ao microscópio.

A endoscopia teve uma importância determinante na descoberta de Marshall e Warren: as coletas possibilitaram, de um lado, a identificação da bactéria graças aos exames microscópios e, de outro lado, a elaboração de diagnósticos de gastrites e de úlceras no quadro dos procedimentos experimentais destinados a testar a pertinência das hipóteses.

4. A experimentação

Após haver identificado sua nova bactéria, a principal hipótese formulada por Warren e Marshall era a de que a *Helicobacter pylori*, enquanto agente infeccioso, provocava gastrites e úlceras. Essa hipótese propiciou-lhes a possibilidade de enunciar diversas implicações que se empenharam em testar:

I1: Se *H. pylori* é, de fato, a bactéria responsável pelas gastrites e úlceras, então se impõe determinar a presença dessa bactéria no organismo dos indivíduos portadores dessas doenças.

I2: Se *H. pylori* é, de fato, a bactéria responsável pelas gastrites e úlceras, então um organismo sadio no qual fosse inoculada essa bactéria deveria desenvolver gastrite e úlcera.

I3: Se *H pylori* é, de fato, a bactéria responsável pelas gastrites e úlceras, é plausível erradicá-la graças a tratamentos antibióticos.

Para testar essas implicações, eles se dedicaram a experimentações.

A primeira implicação foi testada durante a primeira metade do ano de 1982. Warren e Marshall elaboraram um protocolo para um estudo prospectivo, levando em conta cem pacientes e visando mostrar a correlação entre a presença da bactéria e o surgimento de problemas do estômago. Questionários aplicados nos pacientes (referentes aos sintomas, aos medicamentos consumidos, ao regime alimentar, ao contato com animais, às viagens para a Ásia etc.), os relatórios dos cem pacientes elaborados por Warren e outros resultados microbiológicos foram codificados e analisados, não por Warren e Marshall, mas por estatísticos.

Em outubro de 1982, Warren e Marshall obtiveram os resultados: somente o estômago dos pacientes acometidos pela gastrite era portador de bactérias espiraladas. E mais, todos os pacientes com úlcera duodenal eram portadores de bactérias espiraladas. Em janeiro de 1983, Marshall submeteu um relatório à Sociedade Australiana de Gastroenterologia sublinhando que a bactéria poderia ser tomada como causa das úlceras. Warren e Marshall publicaram no periódico *The Lancet* (1984) um artigo defendendo que as bactérias estavam presentes no organismo de quase todos os pacientes atingidos pela gastrite crônica, pela úlcera duodenal e pela úlcera gástrica. Era plausível constatar com isso a presença de um fator importante no quadro da etiologia dessas doenças. Aqui se tratava de estabelecer uma correlação.

A segunda implicação foi testada atendendo-se as exigências definidas em bacteriologia pelos quatro postulados de Koch (ver capítulo 4) que permitem provar que um micróbio é a causa específica de uma doença: 1) identificar o microrganismo em todos os organismos enfermos e constatar sua ausência em todos os organismos sadios; 2) isolar o microrganismo e cultivá-lo em estado puro; 3) transferir o microrganismo em outro organismo animal – e verificar se este é infectado; 4) isolar novamente o microrganismo a partir desse novo organismo infectado.

Os dois primeiros postulados de Koch foram atendidos nesse estágio do estudo. O terceiro postulado, em compensação, gerava problema, uma vez que não poderia ser atendido, pois no âmbito do estudo experimental conduzido a partir de 1984 os animais, que no caso eram porcos, não ficavam doentes. Semana após semana se tornavam cada vez mais agressivos e engordavam a ponto de pesar quarenta quilos, o que tornava difícil a operação, que consistia na introdução de um endoscópio em seu duodeno. Um porco teve até uma parada cardíaca, sendo necessário reanimá-lo (Marshall, 2002, p. 193). Em último recurso, Marshall decidiu assumir, ele mesmo, o papel de cobaia. Após haver realizado exames para determinar que seu estômago não continha colônias de *Helicobacter pylori* e que, de outro lado, não sofria de nenhuma gastrite, ele administrou em si próprio, no dia 12 de junho de 1984, uma cultura da bactéria de quatro dias. Ele pode assim, uma semana mais tarde, constatar qual era a causa de uma infecção gástrica. Entretanto ele não conseguiu determinar qual era a causa potencial de uma úlcera (ele não decidiu esperar um eventual desenvolvimento dela...). Isso abriu caminho para outro pesquisador, John Graham, defender a tese concorrente, segundo a qual a *Helicobacter pylori* seria, na verdade, um microrganismo oportunista que simplesmente acompanhava o surgimento de úlceras sem se identificar como sua causa.

A terceira implicação foi comprovada por meio de testes clínicos (isto é, estudos estatísticos destinados a provar a eficácia de um tratamento, conferir cap. 4). Se a *Helicobacter pylori* estivesse implicada no aparecimento de úlceras, um tratamento com antibiótico deveria erradicar a bactéria e consequentemente curar as úlceras. Os ensaios clínicos em estudo duplo-cego foram realizados entre abril de 1985 e agosto de 1987. Foram acompanhados cem pacientes portadores de úlceras no duodeno e cuja autópsia do estômago havia detectado a presença de *Helicobacter pylori*. Os pacientes foram divididos em quatro grupos. Esses grupos receberam tratamentos diferentes:

Grupo 1: cimetidina (um antiácido) + placebo.
Grupo 2: cimetidina + tinidazole (um antibiótico).
Grupo 3: bismuto (um antiácido) + placebo.
Grupo 4: bismuto + tinidazole.

O tratamento mais eficaz foi a associação do bismuto e do tinidazole, pois 20 dos 27 pacientes que seguiram esse tratamento não eram mais portadores da bactéria no término dos ensaios clínicos. Após dez semanas, os cem pacientes foram submetidos a uma nova endoscopia. Nos pacientes não mais portadores da bactéria, os médicos constataram a cura da úlcera em 92% dos casos. Após um ano, no entanto, constataram 21% de reincidência. O estudo possibilitou, segundo os autores, mostrar que a bactéria constituía um elemento relevante no desenvolvimento de um grande número de úlceras e que era possível curá-las por meio de um tratamento com antibióticos.

IV. A pesquisa contemporânea: Um trabalho de colaboração

As pesquisas de Warren e Marshall não foram um empreendimento de um cientista isolado, com a assistência de alguns auxiliares de laboratório. Elas só foram viáveis pela interação e com a colaboração ativa de pesquisadores pertencentes a diversos campos disciplinares (ver capítulo 4). Estamos distantes da pesquisa solitária de um Semmelweis em Viena nos anos 1840.

Segundo Paul Thaggart (1999), podem-se distinguir pelo menos quatro tipos de colaboração nas ciências, o que permite especificar as qualificações e os papéis dos colaboradores.

— Empregador/Empregado: um empregador indica uma tarefa a ser cumprida pelo empregado, tarefa, aliás, que ele mesmo poderia realizar, mas que a ela renuncia por falta de tempo. Tais tarefas podem ser, por exemplo, a cultura de bactérias, digitação de programas de informática, preparação de amostras destinadas a exame com microscópios. Dentre os empregados, devem-se incluir os técnicos de laboratório. Esses, de modo geral, não são considerados como coautores na elaboração de artigos científicos, a não ser quando tenham criado uma técnica particularmente inovadora. Em uma de suas publicações, Warren e Marshall agradecem a um dos microscopistas seu trabalho realizado com microscópios eletrônicos (sem, no entanto, integrá-lo na lista dos signatários).

— Mestre/Aprendiz: um aprendiz (em geral um doutorando) não se contenta em executar uma tarefa programada para ele, mas adquire habilidades indispensáveis à resolução de problemas que são estudados e tratados no seio de sua disciplina. Essas habilidades não podem ser adquiridas limitando-se exclusivamente à leitura de manuais ou assistindo a cursos. É indispensável, para tanto, participar de projetos e estar em contato com pesquisadores experientes. Esses dois primeiros tipos de relação são assimétricos quanto ao saber e ao estatuto profissional. Os dois tipos seguintes são diferentes:

— Entre pares portadores da mesma qualificação: vários pesquisadores pertencentes à mesma disciplina podem empreender uma proveitosa colaboração.

— Entre pares com qualificações diferentes: a pesquisa interdisciplinar associa pesquisadores com objetivos semelhantes, mas com conhecimentos e habilidades diferentes.

Em 2005, Marshall e Warren foram agraciados com o Prêmio Nobel de Medicina por seus trabalhos. Portanto, para além dessa atribuição da descoberta a dois indivíduos, estamos na presença de um fenômeno de *conhecimento distribuído*. Na realidade, pode-se observar que Marshall e Warren eram pares com qualificações diferentes: o primeiro era gastroenterólogo, enquanto que o segundo era patologista.

Em 1979, Warren hesitava quanto à significação médica a ser reconhecida à bactéria. Ele não dispunha de habilidades em endoscopia que lhe permitissem realizar biópsias estomacais. Quanto a Marshall, ele carecia da qualidade de especialista em patologia e das habilidades com o microscópio. As habilidades e competências de aprendizes e de empregados foram igualmente utilizadas de modo amplo. Warren e Marshall em suas publicações agradeceram aos microbiologistas, aos estatísticos, aos microscopistas etc. Elaboraram artigos com pares, de modo que um artigo referente ao ensaio clínico, evocado acima, comporta no total nove coautores, pertencentes a quatro disciplinas científicas diferentes.

V. A difusão dos conhecimentos: os contatos pessoais, as conferências, as revistas especializadas e os meios de comunicação de massa

Os contatos pessoais: a divulgação de novas ideias se baseia, amiúde, em contatos pessoais. Em 1981, Marshall tomou conhecimento das observações de Warren dando conta da existência de uma bactéria espiralada, visto que o responsável do serviço de gastroenterologia do hospital Real de Perth, o doutor Tom Waters, havia-lhe sugerido participar dessa pesquisa no âmbito de seu estágio obrigatório de seis meses em Gastroenterologia.

As conferências: elas são um tipo de divulgação de novos conhecimentos. Mas, antes de tudo, é necessário delas participar. Após uma primeira reunião local, Marshall submeteu um trabalho ao comitê organizador de um colóquio da Associação Australiana de Gastroenterologia que deveria acontecer no Perth, em maio de 1983. Mas foi recusado quando 56 propostas de 67 haviam sido aceitas. Na verdade, foi necessário primeiramente divulgar a descoberta entre membros de outra disciplina, a microbiologia, uma vez que os gastroenterologistas apresentavam resistência mais forte.

As publicações em revistas científicas: os três artigos relevantes de 1983, 1984 e 1988 foram publicados no *The Lancet,* um periódico médico britânico com maior aceitação. Desde 1988, mais de uma centena de artigos sobre a questão foram redigidos e publicados em um ano por pesquisadores.

As publicações na imprensa de ampla divulgação: numerosos artigos divulgaram a novidade. O tema apresentava um claro interesse para os leitores na medida em que 10% da população dos países ocidentais são acometidas por úlceras de estômago. Esses artigos tiveram um efeito indireto inesperado, isto é, os próprios pacientes encaminharam a seus médicos a existência de novos tratamentos, sendo que eles próprios não eram, no mais das vezes, leitores de artigos científicos especializados, contentando-se às vezes com as informações fornecidas pelas companhias farmacêuticas.

VI. O consenso

Em outros campos da pesquisa científica (Física, Química etc.), uma controvérsia (ver cap. 7) dá margem a um consenso quando um número suficiente de pesquisadores adere às novas proposições. Tal consenso manifesta-se por meio de posições convergentes, tal como ocorre expressar-se no âmbito de revistas e em ocasiões de congressos. Não existe um mecanismo institucional que organize algum consenso em Física ou Química.

Em Medicina a urgência de um consenso rápido se faz sentir de modo mais intenso, pois as hipóteses e as implicações daí resultantes apresentam consequências terapêuticas importantes para os pacientes. É o *NIH* (*US National Institutes of Health*, que organiza conferências de consenso desde 1977) que tomou a iniciativa de um congresso sobre o tratamento das úlceras e das gastrites em 1994. O princípio é simples: fazer um balanço dos avanços científicos, anotando os "prós" e os "contras", e propor a partir daí as prescrições terapêuticas aos médicos.

Na França, tais conferências ocorrem sob o patrocínio de agências públicas, das sociedades científicas ou associações profissionais. Aquela referente às doenças ulcerosas e às gastrites aconteceu em 1995. Essas conferências desempenharam um papel relevante na aceitação da teoria bacteriana das úlceras pelos médicos gastroenterólogos.

VII. Pode-se falar em Revolução Kuhniana no caso da *Helicobacter Pylori*?

Nós observamos que a não aceitação da descoberta de Semmelweis poderia ser interpretada em termos kuhnianos (as recomendações de Semmelweis conflitavam com o paradigma composto dominante). Na medida em que um paradigma consegue impor-se, ele substitui completamente o ou os paradigmas precedentes.

A descoberta de Marshall e Warren não constitui uma revolução científica nos termos de Kuhn. De fato, ela foi ocasião de uma relevante reconfiguração conceitual sem mudança de paradigma. Consistiu em substituir a teoria da acidez do estômago como causa da úlcera, por uma teoria bacteriana. Essa nova teoria relativa à causa das úlceras se integrava no paradigma bacteriano em vigor desde há muito tempo. Estamos, então, diante de uma reclassificação nosográfica com evidentes efeitos benéficos no que diz respeito à terapêutica.

8. A controvérsia Pasteur-Pouchet sobre a geração espontânea

Neste capítulo iremos examinar a famosa controvérsia científica entre os opositores Félix-Archimede Pouchet (1800-1872) e Louis Pasteur (1822-1895). Ela diz respeito à existência comprovada ou não de uma geração espontânea, sendo esta concebida como "a produção de um ser organizado novo, destituído de pais, e cujos elementos primordiais são provenientes de matéria ambiente" (F. A. Pouchet, *Hétérogénie ou Traité de la générationspontanée*. Paris, Baillière, 1859, p. 1).

Desde a Antiguidade, admitia-se a existência de dois modos de geração espontânea: a *heterogenia* ou *heterogênese*, isto é, a produção de ser vivo a partir de uma matéria previamente viva, e a *ambiogênese*, que consiste na produção de um ser vivo a partir de matéria bruta. Após o século XVIII, somente a heterogênese foi, de modo geral, considerada plausível.

Essa controvérsia constitui um momento relevante na evolução dos trabalhos de Pasteur. Ela é uma das etapas que conduziram ao surgimento da microbiologia e da bacteriologia (ver capítulo 4).

Ademais, o estudo de tal controvérsia, como veremos, permitirá evidenciar os problemas relativos à metodologia da história das ciências.

I. O que é uma controvérsia científica?

"Uma controvérsia científica caracteriza-se pela divisão persistente e pública de diversos membros de uma comunidade científica, coligados ou não, que defendem argumentos contraditórios na interpretação de um determinado fenômeno" (Raynaud, 2003, p. 8). Para que uma controvérsia possa desenvolver-se é indispensável a existência de um *fórum*. Alguns são oficiais (Academia, grupos de especialistas, imprensa especializada) e outros oficiosos (a grande imprensa, os tribunais, o Parlamento, a opinião pública) (Latour, 1989, p. 423). Algumas controvérsias podem inscrever-se em um período de tempo bem longo. Contrariamente ao que o leigo poderia acreditar, não há unanimidade quanto ao que pudesse assegurar o encerramento de uma controvérsia científica. Para alguns, especialmente para os filósofos da ciência "racionalistas", o encerramento se dá em consequência da apresentação de elementos de prova incontestável. Entretanto, para outros autores, e de modo particular para aqueles vinculados a certas correntes de sociologia das ciências, são causas sociais que desempenham papel determinante no ordenamento da controvérsia, ou também a capacidade em se mobilizar uma rede heterogênea de atores sociais (os pesquisadores) e atores não humanos (micróbios, instrumentos etc.).

II. O montante da controvérsia Pasteur-Pouchet

A crença na geração espontânea foi quase unânime da Antiguidade até o século XVII. Por exemplo, Jan Baptist Van Helmont

(1577-1644) afirmava que de uma camisa suja colocada em um vaso com grãos de trigo ou com um pedaço de queijo, após alguns dias, poderiam nascer ratos. Segundo o italiano Buonanni (1638-1725), de determinadas madeiras, deixadas para apodrecer em água do mar, poderiam nascer vermes, que gerariam borboletas, que por sua vez se transformariam em pássaros. Entretanto certas vozes discordantes em relação a essa teoria geralmente aceita se fizeram ouvir. Francesco Redi (1626-1698), um erudito toscano associado à *Academia del Cimento* ("Academia da experiência") e considerado o pai da parasitologia, realizou, em 1668, trabalhos engenhosos que conduziram à invalidação da hipótese da geração espontânea. Ele se voltou, de modo especial, sobre a gênese de vermes na carne putrefata. Ele concebeu particularmente uma experiência que consistia em colocar uma peça de gaze sobre a boca de um frasco contendo um pedaço de carne. As moscas, atraídas pelo odor da putrefação, depositavam seus ovos esbranquiçados sobre a gaze. Em pouco tempo, desses ovos surgiam larvas, o que autorizava a assegurar que essas larvas provinham, de fato, de fora e que não puderam nascer espontaneamente da carne.

A divulgação do microscópio no século XVII, assim como a descoberta de seres invisíveis a olho nu que este instrumento tornava possível, levou a ampliar o campo do questionamento. Qual era a natureza desses seres abundantes que, por exemplo, poderiam ser vistos numa gota de água estagnada? De onde provinham eles?

Assim, a partir de 1745, a controvérsia sobre a gênese dos "animálculos" tomou uma nova dimensão, dividindo os cientistas em dois campos: de um lado, Jean Turberville Needham (1713- 1781) e Georges-Louis de Buffon (1707-1788), partidários da geração espontânea; de outro lado, René Antoine de

Réaumur (1683-1757), Charles Bonnet (1720-1793) e Lazare Spallanzani (1729-1799). Numa perspectiva mais ampla, a comunidade europeia de cientistas (Voltaire, Diderot, Muller, Schwann e outros) apaixonou-se pela questão. Surgiram então ambiciosos sistemas especulativos, o de Buffon por exemplo, e, em apoio a cada tese, novas séries de experiências.

Needham, em 1755, depositou molho de carne de carneiro em um recipiente, fechou-o cuidadosamente com uma rolha de cortiça para protegê-lo de germes aéreos. Em seguida, a fim de eliminar quaisquer germes eventuais, aqueceu-o em cinza quente. Após alguns dias, pôde constatar no interior do recipiente a presença de "animais microscópios de diversas dimensões" e que deveriam provir da "força vegetativa" ou "plástica" presente na matéria orgânica. Essa força vegetativa deveria, supostamente, gerar corpúsculos organizados. Em 1760, em sua obra *Nouvelles recherches sur les découvertes microscopiques,* Spallanzani criticou a carência de rigor das pesquisas de Needham. Os recipientes foram aquecidos de modo insuficiente e a porosidade das rolhas de cortiça poderiam ter facilitado a infiltração de germes aéreos. Spallanzani repetiu o experimento de Needham, descartando essas duas fontes possíveis de erro. Dezenove garrafas de diversas infusões foram lacradas sob a chama de um maçarico, em seguida aquecidas em banho-maria durante uma hora. Ele não encontrou "a mais minúscula aparência de animálculos nas garrafas", enquanto que em outras garrafas levadas à ebulição, mas expostas em seguida ao ar, continham. Needaham replicou que as dezenove infusões tinham sido "submetidas à tortura", o que teria tido o efeito de anular "a força vegetativa das substâncias infundidas", e explicou a ausência de animálculos nas garrafas.

Ao final do século XVIII, Lavoisier (1743-1794) postulou a existência do oxigênio, o que provocou como efeito colateral o relançamento da controvérsia sobre a geração espontânea. Gay-Lussac (1778-1850), examinando os recipientes aquecidos e que continham substâncias vegetais ou animais, constatou que o ar que ali se encontrava não continha oxigênio, o que impedia o apodrecimento de tais substâncias. De pronto, a controvérsia Needham-Spallanzani voltaria ao centro do debate, pois se as garrafas de Spallanzani permanecessem isentas de qualquer animálculo, não seria em razão do aquecimento que eliminara todo oxigênio, gás indispensável para o nascimento desses seres microscópicos? A tese espontaneísta reconquistava seu espaço. Seus detratores foram impelidos a realizar novas experiências que consistiam em introduzir nas garrafas ar dotado de oxigênio, mas desprovido de germes. Eles fizeram esse ar passar pelo ácido sulfúrico (Schulze, 1836) ou ainda o filtraram com o auxílio do algodão (Schroeder e Dusch, 1854), e tiveram êxito em mostrar que as infusões não se turvavam. Os espontaneístas objetaram que esses tratamentos (recurso a substâncias químicas, filtração, aquecimento) poderiam ter tido o efeito de privar o ar de uma qualidade ou de uma substância favorável ao desenvolvimento de animálculos.

III. As diversas etapas da controvérsia Pasteur-Pouchet sobre a geração espontânea

1. O início da controvérsia: os trabalhos de Pouchet

Em 20 de dezembro de 1858, Félix-Archimède Pouchet, diretor do Museu de História Natural de Rouen e professor na Escola de Medicina da mesma cidade, proferiu na Academia de Ciências uma "nota sobre os protorganismos vegetais e animais nascidos espontaneamente no ar artificial e no gás oxigênio". Afirmava ter provado que os "animálculos" nascem espontaneamente numa infusão. Para tanto, Pouchet havia enchido com água fervente um reservatório hermeticamente fechado, que foi em seguida mergulhado numa cuba de mercúrio. Após o resfriamento da água, o reservatório era destampado sob o metal e nele era introduzido oxigênio puro e, a seguir, um pouco de feno previamente aquecido a 100 graus centígrados. Após alguns dias, a infusão de feno continha animálculos que só poderiam ter nascido, segundo Pouchet, espontaneamente e que não deviam sua gênese a germes aéreos.

No ano seguinte, em 1859, Pouchet publicou uma volumosa obra intitulada a *Heterogénie ou Traité de la génération spontanée* (Heterogenia ou tratado sobre a geração espontânea).

Na mesma época, Pasteur trabalhava na fermentação láctica, o que o levou a pensar que os microrganismos provinham do ar ambiente. Com efeito, nessas obras Pasteur havia constatado que a fermentação láctica não ocorria quando a solução era isolada do ar ambiente ou quando ela estava em contato com o ar queimado. Após leitura da nota sobre a fermentação láctica publicada nos *Comptes-rendus de l'Académie des Sciences,* de 14 de fevereiro de 1859, Pouchet escreveu a Pasteur para lhe solicitar seu parecer sobre a geração espontânea. Esse lhe sugeriu que adotasse um dispositivo experimental sobre o qual ele apresentava uma descrição detalhada. Esse dispositivo permitia impedir que o ar comum se introduzisse nos reservatórios (fenômeno que poderia ter ocorrido, segundo Pasteur, por ocasião das experiências anteriores de Pouchet e que poderia explicar o surgimento dos "animálculos").

Pouchet retorquiu que o protocolo experimental proposto por Pasteur se distanciava demasiadamente das condições naturais necessárias ao surgimento da vida (retomando, desse modo, a argumentação já empregada por Needham contra Spallanzani).

A obrigação experimental a que todos se submeteram, desde então, era a de conservar a solução em contato com o ar, utilizando uma atmosfera a mais pura possível.

A Academia de Ciências, de sua parte, decidiu na sessão de 30 de janeiro de 1860 submeter ao Prêmio Alhumbert a questão: "Tentar por meio de experiências realizadas lançar nova luz à questão das gerações denominadas espontâneas".

2. As experiências de Pasteur

Em fevereiro de 1860, Pasteur desejava mostrar que, na presença de ar puro (sem germes), vida alguma se desenvolve nos balões de ensaio. Para tanto, ele realizou diversos tipos de experiências. O primeiro consistia em usar balões cheios de água açucarada albuminosa, submeter o líquido à fervura durante dois ou três minutos e deixar esfriar. O balão se enchia de ar comum à pressão atmosférica do lugar, sendo esse ar submetido à incandescência (ar calcinado). Tampava-se, então, o gargalo delgado do balão com o auxílio de um maçarico de soldador e o colocava numa estufa com temperatura constante próxima dos 30 graus centígrados. Pasteur afirmava que, nessas condições, nenhum balão havia se alterado e não continha verme algum, enquanto que os balões de controle que haviam sido submetidos ao mesmo aquecimento, sem obstrução do gargalo, alteravam-se rapidamente ao contato com o ar ambiente não calcinado.

A questão era, então, a seguinte: o que há no ar ambiente que induz à vida nos líquidos alterados e que não suporta a exposição a uma temperatura elevada? Serão os germes? Se afirmativo, impõe-se que se os evidencie, o que aliás Pasteur se prontificou em realizar, apresentando um protocolo experimental: aspirava-se um determinado volume de ar, filtrando-o com o algodão-pólvora[24] cujas fibras detêm as partículas sólidas. Após dissolução do algodão numa mistura de álcool e de éter, as partículas sólidas eram recolhidas, lavadas e, em seguida, observadas ao microscópio. Pasteur chegou à conclusão de que há sempre em suspensão no ar normal corpúsculos organizados "totalmente semelhantes a germes de organismos inferiores". Pasteur ampliou a experiência que consistia em recorrer ao ar calcinado. Preparou balões de ensaio como indicado acima: a água açucarada albuminosa não se alterava. Em seguida ele introduziu, com extrema precaução, um pequeno tufo de algodão ou de amianto carregado de poeira aérea. O líquido se alterou rapidamente, nasceram microrganismos. Ele prosseguiu e até alterou sua experiência, introduzindo um tufo de amianto sem poeira ou também um tufo de amianto carregado de poeira, mas calcinado, a fim de constatar que não surgiam animálculos nos balões.

Outra série de experiências visava usar os balões de vidro com gargalo comprido. À medida que se enchia o balão com um líquido alterável cujos vermes haviam sido eliminados por meio da fervura, o gargalo longo e curvo permitia que o ar externo se comunicasse livremente com o interior do balão, no entanto os

---

[24] N.T.: Nitrato de celulose ou trinitrocelulose.

germes aéreos ficavam depositados na curvatura sem poder atingir o líquido. No caso presente, os balões permaneciam inalterados. Somente à medida que se inclinavam os balões até o ponto em que o líquido se misturasse com as poeiras depositadas na curvatura do gargalo, obtinha-se a alteração do líquido.

Pouchet apresentava, então, o argumento segundo o qual os germes contidos no ar deveriam existir em grande número "para se desenvolverem nas infusões orgânicas". E acrescentava que nessa hipótese "esse obstáculo formaria uma névoa espessa e densa como ferro". Pasteur respondeu que deveria haver uma disseminação mais ou menos grande de acordo com os lugares e iniciou uma série de pesquisas, a fim de corroborar tal hipótese.

Após o preparo dos balões contendo água de levedura de cerveja bem alterada, ele fechou a ponta adelgaçada dos gargalos enquanto o líquido estava em ebulição. Em seguida, ele levou esses balões em diversos lugares, quebrou o gargalo para que o ar ambiente entrasse e depois fechou novamente usando seu maçarico de soldador. Assim, ele captou ar no pátio do Observatório de Paris (11 balões em 11 se alteraram); o mesmo fez no porão do Observatório (somente 1 balão em 10 se alterou). Durante as férias de verão, no ano de 1860, ele abriu 20 balões em Arbois aos pés das montanhas que formam a primeira plataforma do Jura[25] (8 balões em 20 se alteraram), em seguida outros 20 a 850 metros (5 balões em 20 se alteraram). Finalmente, Pasteur dirigiu-se a 2.000 metros, junto ao Mar de Gelo (1 balão em 20 se alterou). Pasteur conclui que se os balões se alteram em proporção diferente segundo os locais, o surgimento de animálculos não poderia ser por causa do ar enquanto

---

[25] N.T.: Cordilheira franco-suíça.

fluido (todos os balões deveriam alterar-se), mas pela presença mais ou menos relevante de germes no ar segundo a localização.

O conjunto das experiências descritas nos parágrafos precedentes foi registrado em um documento "Sobre os corpúsculos organizados existentes na atmosfera", que Pasteur apresentou na Academia de Ciências.

Esse relatório foi agraciado com o Prêmio Alhumbert, em 1862, para o qual Pasteur foi o único candidato em disputa, após o abandono de Pouchet, pois este acreditava que a decisão do júri já estava previamente acertada por causa de seu adversário. Pouchet, entretanto, não abandonou suas pesquisas.

3. As experiências de Pouchet

Pouchet e seus colaboradores (N. Joly e C. Musset da Universidade de Toulouse) desenvolveram suas pesquisas nas montanhas, mas desta vez nos Pirineus. Eles abriram e em seguida relacraram quatro balões no vilarejo de Rencluse (2.083 metros), e depois outros quatro a 3.000 metros, nas geleiras da Maladetta. Todos ficaram alterados. "O ar de Maladetta e, em geral, o ar das altas montanhas não são impróprios para provocar qualquer alteração em um líquido putrescível." A heterogenia é, portanto, uma realidade.

4. As críticas de Pasteur

Pasteur apresentou diversas críticas a esses relatórios de experiências:

— na resenha destinada à Academia de Ciências, somente os resultados referentes a quatro balões sobre oito eram mencionados;

— o número de balões (oito) era insuficiente para se mostrar plenamente significativo.

Por outro lado, Pouchet utilizava água de feno, o que Pasteur lhe havia desaconselhado. Diferentemente da água de levedura, ela continha um microrganismo, *Bacillus subtilis*, sobre o qual, somente em 1876, se chegou ao entendimento de que ele resistia a uma temperatura de 100ºC.

Em novembro de 1863, Pouchet solicitou à Academia de Ciência a composição de uma nova comissão para elucidar a contenda. Essa comissão foi instituída em 4 de janeiro de 1864 e deu razão a Pasteur, à vista de seus resultados experimentais, em fevereiro de 1865. Pouchet e seus colaboradores interromperam as pesquisas em diversas ocasiões, avaliando que os momentos do ano escolhidos para as experiências não eram favoráveis.

A história da controvérsia da geração espontânea que acabamos de relatar enfatizou a sucessão de pesquisas propostas por Pasteur e Pouchet, e subsequentemente sobre os argumentos e contra-argumentos que foram trocados. Aparentemente, o resultado foi que os membros da Academia de Ciências foram convencidos pelos argumentos de Pasteur, essencialmente porque esse último se revelou melhor pesquisador que seu adversário. Nesse sentido, tal maneira de se fazer história condiz com a imagem tradicional da ciência. A Razão com R maiúsculo acaba sempre por triunfar no âmbito onde imperam as exigências metodológicas aceitas por todos. A verdade é conquistada por aquele que melhor respeitou tais exigências e soube mostrar-se mais obstinado em sua pesquisa. De acordo com os autores cujos trabalhos serão abordados nas duas próximas seções do presente capítulo, tal imagem da ciência tem como maior inconveniente o fato de negligenciar totalmente os fatores sociais que, segundo eles, tiveram a maior relevância na vitória de Pasteur. Esses autores irão, portanto, focalizar suas análises sobre determinantes extrínsecos à descoberta e propor interpretações bem diferentes daquela defendida pela história tradicional das ciências, quanto à solução da controvérsia.

IV. A interpretação da controvérsia pelos sociólogos fortistas

Assim, para viabilizar a proposta de uma versão alternativa da história das ciências, os sociólogos ingleses B. Barnes e D. Bloor elaboraram, nos anos setenta, um método conhecido pela expressão "Programa forte".[26] Esse Programa forte se enuncia em quatro princípios:

— *Causalidade*. O sociólogo deve identificar as causas de todo tipo que permita explicar a gênese e o desenvolvimento das crenças.

— *Imparcialidade*. O sociólogo deve recusar tomar partido e evitar qualquer preconceito no que tange à verdade ou falsidade dos conhecimentos, à racionalidade ou irracionalidade de uma crença, ao sucesso ou fracasso de um programa.

— *Simetria*. Em sua tentativa de explicação, o sociólogo deve apelar aos mesmos tipos de causas quando se trata de dar conta da emergência e da estabilização de crenças "verdadeiras" ou de crenças "falsas". Convém não invocar causas sociais so-

---

[26] N.T.: Escola de Edimburgo.

mente quando se trata de explicar crenças "falsas" e invocar à Razão ou à lógica para explicar as crenças "verdadeiras".
— *Reflexividade*. Os modelos explicativos da sociologia devem aplicar-se à própria sociologia.

No cenário da sociologia inspirada no Programa forte, o encerramento de uma controvérsia científica não pode explicar-se por causas naturais. "A natureza é incerta, ela não pode explicar a estabilização de conhecimentos, uma vez que não tolera uma pluralidade de interpretações" (Bruno Latour e M. Callon (org.), 1991, *La science telle qu'elle se fait*, Paris, La Découverte, p. 33). Consequentemente, para compreender o que leva ao encerramento de uma controvérsia, deve-se fazer apelo, segundo os fortistas, a *causas sociais externas*, como, por exemplo, a posição institucional de um pesquisador, os recursos materiais e simbólicos disponíveis etc.

Se adotarmos esse programa, poderemos reler a controvérsia sobre a geração espontânea? É o que tentaram J. Farley e G. L. Geison em um artigo no qual afirmam que o triunfo final de Pasteur não é atribuído especialmente a sua habilidade experimental, mas sim ao cenário intelectual dominante na época em que ocorreu a controvérsia ("O debate entre Pasteur e Pouchet: ciência, política e geração espontânea no século XIX na França", in *La science telle qu'elle se fait*, p. 87-145*)*. Em consonância com o princípio de causalidade, segundo Farley e Geison, é conveniente levar em consideração "os aspectos extracientíficos e políticos do debate" (p. 87). Dentre esses, podem referir-se:

— *O clima intelectual do Segundo Império muito conservador e favorável a um catolicismo autoritário*. A época é marcada, de modo particular, pela rejeição da teoria da evolução, apresentada por Charles Darwin em sua obra *A evolução das espécies* (1859).

A elite científica francesa entende a teoria da geração espontânea como solidária à teoria darwiniana, em prejuízo de Pouchet, que em sua obra de 1859 sobre a heterogenia tenta apresentar o vínculo entre as duas teorias como um fato fundamentado.

— *O conformismo intelectual e político de Pasteur.* Em virtude do princípio de simetria, é imperativo mostrar em que Pasteur, o vencedor, e não somente Pouchet, o vencido, pode ele mesmo ser influenciado por fatores extrarracionais. Pasteur, partidário da ordem e da estabilidade em detrimento da liberdade de expressão, revelou-se estar bem de acordo com sua época. Suas relações com o imperador Napoleão III estão revestidas de uma forma de troca de boas maneiras. Assim, ao imperador que lhe garante as boas condições materiais (construção de laboratório) e lhe concede honrarias (grau de Comendador da Legião de Honra), Pasteur dedica suas obras sobre o vinho e as doenças do bicho-da-seda. No plano intelectual e religioso, Pasteur se encontra igualmente em conformidade com o espírito dominante de sua época, vale dizer, ele é hostil ao materialismo, ao ateísmo e ao positivismo, "ao qual censurava por não levar na devida consideração 'a mais importante das noções positivas, a de infinito', da qual uma das formas é 'a ideia de Deus'" (Farley e Geison, *ibid.*, p. 129).

— *A relevância da rede de relações de Pasteur no seio da Academia de Ciências.* No interior da estrutura altamente centralizada do mundo científico francês desde a época da Revolução, quem decide sobre soluções das controvérsias é a Academia de Ciências, da qual Pasteur é um membro parisiense, enquanto que Pouchet não passa de um mero correspondente provinciano. As comissões encarregadas de arbitrar o debate, respectivamente em 1862 e em 1864, cumprem de modo muito superficial suas obrigações e fornecem um incondicional apoio a Pasteur, pois seus membros por diversas razões (vínculos pessoais, ideologia) são partidários de sua causa.

— *Metodologia experimental*. Na verdade, Pasteur desrespeitou o preceito da metodologia experimental que obriga demonstrar a falsidade das experimentações do adversário. Caso tivesse refeito as experiências de Pouchet, Pasteur teria obtido os mesmos resultados, uma vez que seu adversário se servia de água de feno, cuja calefação não permitia a destruição de todos os esporos. Além disso, no decorrer da controvérsia, Pasteur não publicou os resultados obtidos que não se coadunavam com a tese que ele pretendia defender.

Pouchet, por sua parte, era igualmente ortodoxo no que dizia respeito a crenças religiosas e políticas. Nesse sentido, a posição de partidário da geração espontânea que ele defendia revelava de modo claro sua preocupação de objetividade, uma vez que ela condizia com essa ortodoxia. E, ademais, suas experiências eram conduzidas com o maior rigor enquanto transcorria a controvérsia.

A partir desse resumo bem sumário, pode-se constatar que no estudo de Farley e Geison são enfatizadas, antes de tudo, as causas macrossociais que dizem respeito à vitória de Pasteur:

> "Mesmo que possa parecer surpreendente, chegamos à conclusão diametralmente oposta àquela que amiúde se chega quanto ao debate Pasteur-Pouchet. Com efeito, estamos persuadidos de que as investigações de Pasteur e seu juízo científico foram influenciados por fatores externos de modo muito mais marcante do que no caso de Pouchet, aliás, o perdedor nessa batalha" (Farley e Geison, *ibid.*, p. 142).

Os autores sugerem que a conclusão da controvérsia, ao se colocada efetivamente em seu devido contexto histórico, não é atribuída à pertinência das investigações de Pasteur, mas, ao contrário, deve muito a um clima sociopolítico favorável à tese por ele defendida. O objetivo de Farley e de Geison não está em negar as competências científicas de Pasteur, mas, antes, em restabelecer, em virtude do princípio de simetria, os pratos da balança, rejeitando, com isso, a perspectiva caricatural que consiste em se opor um vencedor racional a um vencido irracional, nesse caso Pouchet.

V. A interpretação da controvérsia pelos teóricos do ator-rede

Para os adeptos da Teoria do Ator-rede, Bruno Latour e Michel Callon, os sociólogos fortistas "não vão até o fim da linha". Para tanto, eles sugerem, por sua vez, a adoção de um princípio de "simetria generalizada", segundo a qual se trata de refutar a plausibilidade em se estabelecer uma separação clara entre a "sociedade" e a "natureza". Assim, no cenário da pesquisa científica, "é uma *socionatureza* que se produz, vinculando humanos e não humanos, construindo novas redes de associação" (*La science telle qu'elle se fait*, p. 35).

Em conformidade com tal preceito, Bruno Latour elaborou, em seu artigo "Pasteur e Pouchet: heterogênese da história das ciências" (in *Elements d'histoire des sciences,* sob a direção de M. Serres, Bordas, 1989, p. 423-445), uma crítica dos modos de apresentar a controvérsia sobre a geração espontânea.

Latour rejeita a pertinência de três modos de se fazer história. Em primeiro lugar, aquele que ele denomina *a história-descoberta*. Tal empreendimento historiográfico coloca no cenário um cientista-descobridor que resgata o que sempre esteve lá, porém velado, sob a proteção do olhar de incompetentes, tais como Pouchet, incapaz de compreender que no âmbito de suas primeiras pesquisas seu mercúrio estava cheio de germes. Latour rejeita, igualmente, a atitude do *história-condicionamento* ilustrado, segundo parece, pelos trabalhos de Farley e Geison. À medida que se reconhece a existência de fatores externos em relação ao trabalho em laboratório, é plausível explicar o fato de que uma controvérsia tenha sido encerrada em determinado sentido. No entanto o problema no caso é que fatores explicativos, tais como o conservantismo de Pasteur, sua influência no seio da Academia de Ciências, sua rejeição ao darwinismo, são um forte empecilho para se compreender o que realmente ocorre no plano das *coisas* que provêm do laboratório. Por qual razão acabam elas por tomar a forma específica do micróbio pasteuriano, e não tal outra forma potencial?

> "Como o acondicionamento na indústria de embalagem, essas influências externas não são sem efeito sobre o produto, mas, de fato, não são o produto" (Latour, *ibid.*, p. 436).

O terceiro modo recusado por Latour, *o história-formação*, mostra-se mais atento ao desenrolar das coisas mesmas. Pode assim reconhecer um lugar ao vencido na atividade de configuração das experiências do vencedor. Na verdade, é com o intuito de responder a Pouchet que Pasteur analisa a contaminação por mercúrio e alonga os tubos de ensaio recurvados. Tal história se mostra, igualmente, mais atenta à formação de conceitos. Foi, com efeito, em relação a uma dupla fronteira que Pasteur criou o conceito de micróbio, a saber, contra Fouchet de um lado (o microrganismo não deve surgir improvisadamente em culturas corretamente encaminhadas) e contra Liebig de outro lado (segundo esse, os micróbios não constituem a causa de fermentações, somente as consequências, desencadeadores ou coadjuvantes). Tal história-formação admite que o micróbio poderia ter sido definido por Pasteur de outra maneira, caso ele tivesse assumido outras posições para almejar ou estipulado outras finalidades a serem conquistadas. No entanto ela demonstra, segundo Latour, um equívoco considerável. Em outros termos, como os tipos evocados acima, essa definição só tem serventia "em adiar mais ou menos por longo período e para explicar mais ou menos pormenorizadamente a história do inevitável. De fato, as coisas mesmas quando bem postas não trazem complicações" (Latour, *ibid.*, p. 442). É exatamente quanto a esse ponto que o *história-construção* defendido e proposto por Latour opõe-se aos outros três tipos.

A ambição é, em conformidade com o princípio de simetria generalizada, restituir às coisas mesmas sua historicidade. Enquanto que os três tipos de história intentam implantar o inevitável, vale dizer, do lado das coisas, Latour julga que é impositivo introduzir a contingência. Nada é inevitável, e o próprio micróbio é "a forma provisória de redes que são capazes, de acordo com cada situação, de modificar, local e duravelmente, a definição de todos os atores que o compõem". Em outras palavras, o micróbio é constituído por uma rede heterogênea na qual aqueles que se opõem no âmbito da controvérsia sobre a geração espontânea o definem por meio de listas de ações e ensaios distintos. Nas mãos de Pasteur, afinal o vencedor, ocorre assim:

> "amigo do Imperador, instrumento da microbiologia, resposta a Liebig, partido pelo calor, levado pelo ar e pelo vestuário, detido pelas sinuosidades do vidro, destruidor do ateísmo, [...] promessa de solução para a vida, para a morte e para a enfermidade, ausente dos glaciares, presente em Paris, (faltou trecho – ver tradução p. 106) [...] (Latour, *ibid.*, p. 445).

Para Latour, tal história-construção, que reconhece ao micróbio a função de um ator é "a história, *pura e simplesmente*, estendida, porém, às coisas mesmas" (Latour, *ibd.*, p. 445).

VI. As críticas

Se os estudos dos sociólogos fortistas e a Teoria do Ator-rede conseguiram imprimir um sentimento novo, visando revigorar a abordagem histórica de uma controvérsia tal como a da geração espontânea, diversas e decisivas críticas, entretanto, podem-lhes ser imputadas:
— Antes de tudo, encontra-se aí *um problema de seleção de dados*. Contrariamente a sua ambição declarada, os autores desses estudos não respeitam, verdadeiramente, o princípio de imparcialidade e simetria propostos no Programa forte. Como assevera D. Raynaud, eles representam na realidade *novas assimetrias favoráveis ao vencido,* Pouchet, elaborando

uma seleção tão parcial dos fatos quanto aquela que pode ser encontrada em certa literatura hagiográfica pasteuriana. Na verdade, Pouchet mantinha laços de amizade com diversos membros da Academia, enquanto que Pasteur só foi eleito *após* ter sido agraciado com o Prêmio Alhumbert em 1862. E mais, a reputação científica de Pasteur, como não pertencia a um instituto de pesquisa, não era tão assegurada quanto a de Pouchet, com mais idade, diretor de um museu de história natural, com maior número de publicações em seu currículo. A derrota de Pouchet foi, em parte, devida ao fato de ter retirado sua candidatura do concurso para o Prêmio Alhumbert em 1862 e não se ter apresentado diante da comissão de 1864. Enfim, Pouchet apelou ao ministro e à imprensa, em outros termos, ao *fórum* oficioso para resolver a controvérsia (Raynaud, 2003, *op. cit.*, p. 78-79).

— É plausível, ademais, salientar a existência de *um problema de periodização* nos estudos. Mostra-se arbitrário isolar a sequência Pasteur-Pouchet das sequências temporais que a precederam, tendo em vista o fato de que certos argumentos experimentais desenvolvidos pelos protagonistas foram, na verdade, concebidos desde o século XVIII. Estudar a controvérsia por um período de tempo mais longo possibilitaria perceber como se estabiliza um determinado raciocínio, o "estilo de laboratório" para se empregar a expressão de Ian Hacking. Seria, então, plausível transcender o confronto entre dois indivíduos, Pasteur e Pouchet, e apreender como eles se integram em um quadro de elaboração de uma tradição argumentativa, na qual o objetivo é responder a seus críticos por meio de argumentos que tomam a forma de estratégias experimentais. Essas últimas possuem força própria e permanecem irredutíveis a artifícios retóricos e propostas de alianças entre atores humanos e não humanos.

— Enfim, pode-se estimar que os autores do Programa forte, por privilegiarem fatores microssociais e macrossociais extracientíficos, e os autores da Teoria do Ator-rede, por considerarem o micróbio como um ator no mesmo título que os homens de ciência, chegam a *conclusões relativistas.* Tais conclusões são resultados sem surpresas dos pressupostos teóricos formulados inicialmente pelos autores, pressupostos esses suscetíveis de correr o risco, em última análise, de se aparentarem como preconceitos. Se a pertinência dos resultados científicos não deve ser buscada do lado da natureza, mas sim do lado social, ou se ambas, natureza e sociedade, são inextricavelmente embaralhadas, a definição racional daquilo que pode ter valor como prova se torna, sem surpresa, um projeto ilusório.

Desse modo, escrever a história não é jamais uma atividade que simplesmente registra fatos. Como o próprio Latour enfatizou, de modo magistral, em seu estudo sobre a controvérsia, não há somente uma, mas diversas maneiras de se fazer história. Uma vez que o historiador ou o sociólogo se dedica a um *trabalho de periodização e de seleção de seus dados em função de determinados pressupostos teóricos,* não pode existir, em última análise, trabalho histórico que adote um ponto de vista de parte alguma, consideração que o leitor deve sempre ter na mente.

9. História de uma patologia mental: o autismo

Quando se debruça sobre as abordagens das patologias mentais que se defrontaram desde o final do século XIX, pode-se constatar uma ampla diversidade no que concerne à definição de tais patologias, à delimitação de sua etiologia, às indicações terapêuticas suscetíveis em levar à cura ou, ao menos, em atenuar os traumas que lhes são relacionados. O autismo constitui um bom exemplo desse estado de coisas: seu surgimento na nosografia psiquiátrica, as variações nos modos de caracterizá-lo e classificá-lo, e as terapias utilizadas ilustram claramente o fato de que são dificuldades intrínsecas que impedem sua adequada e clara compreensão. São esses obstáculos que tentaremos abordar neste capítulo de modo sucinto, sem nenhuma pretensão de exaustividade.

I. Patologia mental: construção social ou origem orgânica?

Se se colocar as concepções da doença mental ao longo de um espectro, em uma das extremidades se encontrarão aquelas para as quais a doença mental não é senão uma "construção social". Tal tese se fundamenta sobre o fato de que um expressivo número de traumas mentais apresenta uma existência transitória e geograficamente localizada: assim, o amok na Malásia, o tarentulismo na Sicília, o fenômeno dos "viajantes loucos" descrito por Ian Kacking (2002). Por serem circunscritos no tempo e no espaço, é plausível supor que tais traumas sejam resultado de uma determinada cultura e, aparentemente, não remetam a uma causa orgânica, isto é, a um determinismo de ordem biológica. É de se notar, desde já, a ambiguidade revelada na expressão "construção social":

— Em um sentido forte, ela pode significar que o trauma é "construído" no âmbito de um *discurso que visa isolar os indivíduos* por ele atingidos, postulando-se que essa construção não se fundamenta sobre uma realidade de fato, mas obedece, ao contrário, imperativos políticos e sociais de controle dos indivíduos. Essa é a posição mais radical que, aliás, teve curso hegemônico na abordagem antipsiquiátrica que atingiu seu auge de glória por volta dos anos 1960-1970.

— Em um sentido fraco, o emprego da expressão "construção social" significa que uma determinada estrutura social, no espaço e no tempo, *beneficia* o desenvolvimento de traumas mentais específicos e constitui o local ideal de sua expressão particular. Tal posição é compatível, especialmente, com a abordagem psicanalítica (convém buscar as causas de seu trauma na história individual das relações que o sujeito mantém com as pessoas de sua proximidade) e com a abordagem sistêmica da escola de Palo Alto (é o complexo das relações existentes no interior do grupo no qual o indivíduo está situado que é patogênico e que deve ser modificado).

Na outra extremidade do espectro, encontram-se as abordagens para as quais a patologia mental é definida, antes de tudo, pela existência de sinais biológicos, cuja identificação é tarefa atribuída às investigações científicas. Essa perspectiva é atribuída, particularmente, a pesquisadores pertencentes ao campo das neurociências e das ciências cognitivas.

Se as oposições entre os defensores das abordagens de ambas as extremidades são intensas e preconizam uma incompatibilidade de princípio, nada impede que se advogue ou se tome, como o fazem inúmeros pesquisadores, em relação ao autismo, sobretudo uma perspectiva favorável a uma compatibilidade. Desse modo, a questão da construção social ou da origem exclusivamente biológica pode ser entendida como uma falsa alternativa, como será mostrado nas próximas páginas.

II. O problema da definição das patologias mentais

As discordâncias relativas à etiologia das patologias mentais e aos procedimentos terapêuticos a serem prescritos (incluindo ou não o amparo institucional) repercutem sobre sua definição e classificação. O fim do século XX foi marcado, com efeito, por uma crise referente à identificação das entidades clínicas e a sua integração em um conjunto coerente. Em última análise, é a própria definição das patologias que provocam o problema fundamental, o que é compreensível levando-se em conta as seguintes observações:

— um conceito como o de autismo é um *conceito empírico* no sentido que Friedrich Waismann atribui a essa expressão (2004, p. 330). A maioria dos conceitos empíricos apresenta uma *textura* aberta, vale dizer, existe sempre "uma possibilidade, mesmo sendo extremamente fraca, para termos negligenciado uma coisa ou outra que pode ser pertinente para seu uso". Como consequência, sua definição é sempre passível de correção e de aperfeiçoamento;

— à dificuldade inerente à impossibilidade de se fechar a questão quanto à definição de um conceito empírico de uma vez por todas, vem associar-se a uma suplementar nos conceitos concernentes a traumas mentais. Dentre outros conceitos, esses manifestam uma particularidade básica, anotada perspicazmente por Ian Hacking (2001, capítulos 4 e 5). Hacking distingue as classes ou os gêneros *naturais* das classes, ou gêneros *interativos*, da seguinte maneira: o comportamento dos *quarks*, das estrelas e dos cavalos, entidades que definem classes naturais, não é afetado pela definição e pela classificação propostas pelos seres humanos, uma vez que essas entidades classificadas não têm consciência de haverem sido classificadas dessa maneira. Em contrapartida, no que diz respeito aos indivíduos pertencentes a uma classe interativa, os termos pelos quais é possível designá-los têm definições em constante exigência de revisão por apresentarem um *efeito de retroação*. "Eles devem ser revisados, pois as pessoas classificadas de certa maneira se modificam em reação a sua classificação" (*ibid.*, p. 169). Essa última provoca a modificação da representação que os indivíduos têm de si mesmos, o que pode desencadear alterações em seu comportamento.

Na verdade, a categorização por sua vez é afetada. Assim, a classificação e os indivíduos classificados interagem e se constituem simultaneamente. Pode-se objetar que a classificação como autista, de modo particular, é incompreensível aos indivíduos classificados como tais, ao que Hacking responde que: "As pessoas que trabalham com essas crianças asseguram, ao contrário, que elas têm consciência desse seu diagnóstico, que conhecem os sintomas oficiais da doença e que se servem dessa informação para, de certo modo, 'manipular' os adultos" (2004, p. 48). Além disso, está relacionado a esse caso um efeito de retroação indireto provocado pelo viés das instituições. Pois "a colocação de uma criança em um estabelecimento especializado exerce efeito considerável sobre ela. O próprio fato de se encontrar exclusivamente na companhia de crianças portadoras do mesmo trauma de desenvolvimento mental que ela a faz tomar consciência de que ela própria é como as outras. Ela pode adquirir traços de comportamento semelhantes àqueles das outras crianças que estão internadas na mesma instituição" (2004, p. 48). A distinção entre classes naturais e classes interativas revela uma virtude heurística notável. No entanto, a fim de preservar essa virtude, é necessário, segundo Hacking, que não se identifique essa distinção a uma dicotomia entre classes basicamente heterogêneas, cujos elementos jamais se sobrepusessem. E esse ponto é fundamental: no caso do autismo, com efeito, a patologia, segundo o caso, remete eventualmente a uma ou diversas anomalias neurológicas, isto é, a algo que é a causa dos traumas e que existe no mundo de modo completamente independente de nós. Portanto a patologia é natural, assim como a classe de indivíduos afetados é natural, enquanto que, ao contrário, "a classificação pode interagir com o comportamento dos indivíduos" e também ser interativa.

III. Evolução do conceito de autismo

1. Gênese do conceito

O termo autismo (do grego *autos,* "si mesmo") foi empregado pela primeira vez em 1911 por Eugen Bleuler (1857-1939), na obra que estabeleceu a definição da esquizofrenia ou demência precoce. Sua função era, então, indicar o sintoma fundamental que caracteriza a esquizofrenia: "Nós denominamos autismo esse desprendimento da realidade conjugado com a predominância relativa ou absoluta da vida interior" (Bleuler E., *Demencia praecox ou groupe des schizophrenies*, Paris, EPEL-GREC, 1993, p. 21). Não se tratava, então, senão de um sintoma, dentre outros, referente a doentes adultos.

Coube a Leo Kanner (1894-1981), psiquiatra americano de origem austríaca, trabalhando em Baltimore, propor pela primeira vez, em 1943, o emprego do termo "autismo" para indicar uma *síndrome* (isto é, um conjunto de sintomas eventualmente referindo-se a etiologias diversas) distinta da esquizofrenia. Esta última era considerada, até então, o único distúrbio conhecido na criança e implicava a ocorrência de outros distúrbios psíquicos *após* alguns anos de desenvolvimento normal. O autismo como relatado por Kanner em seu artigo "Autistic Disturbances as Affective contact" publicado no periódico *Nervous Child* (2, p. 217-250, 1943), ao contrário, tinha como característica a "inaptidão (das crianças) em estabelecer relações normais com as pessoas e em reagir de modo normal às situações desde o início de sua vida". O artigo visava, basicamente, descrever 11 casos de crianças na idade de dois anos e meio a oito anos. Kanner anotou duas características essenciais indicadas para o diagnóstico do autismo. Esses traços revelavam um amplo espectro de comportamentos, como desvio do olhar, indiferença, recusa de contato corporal etc., pelos quais era viável apreendê-los (U. Frith, 1996, p. 33). O primeiro traço, desequilíbrio básico maior, é traduzido em um "isolamento autístico extremado que, sempre que possível, negligencia, ignora e exclui tudo o que do exterior se defronta à criança". O segundo traço se traduz por "um desejo obsessivo de imobilidade", que na criança se mostra por meio de uma inclinação extremada pela estabilidade do entorno pessoal, pela repetição dos mesmos ruídos, gestos estereotipados e atividades. No que diz respeito ao nível de desenvolvimento intelectual das crianças, Kanner destacava sua inteligência, visando diferenciá-las dos portadores de deficiências intelectuais com os quais até então elas eram confundidas. Ele enfatizou, de um lado, que as capacidades linguísticas eram variáveis. Oito crianças dentre onze haviam adquirido certa capacidade de linguagem, enquanto que as três restantes permaneceram mudas. Destacou, por outro lado, "ilhotas de aptidão", o que autorizava afirmar a existência de um bom nível de inteligência, como asseveram "o assombroso vocabulário das crianças que falam, sua incrível capacidade de se lembrar de eventos passados há muitos anos, sua fenomenal aptidão em aprender de cor poemas e listas de nomes, [...]". Em última análise, deve-se reconhecer que o artigo de 1943 e os seguintes apresentavam antes uma descrição fenomenológica do que uma verdadeira definição da síndrome do autismo (C. Bursztejn, 2000, p. 10). Kanner também hesitou um pouco no que concerne à etiologia. Se ele se referiu "a uma incapacidade biológica inata de desenvolver relações afetivas normais com o outro", ele mostrou igualmente os traços de personalidade dos pais que eram suscetíveis de contribuir com o surgimento do autismo em seu filho (frieza afetiva, caráter obsessivo, elevado nível intelectual e sociocultural).

No mesmo período e sem que tivesse sido mantido algum contato entre os pesquisadores, um médico austríaco, Hans Asperger (1906-1980), elaborou um artigo que permaneceu incógnito, intitulado "Die autistischen Psychopathen im Kindesalter", publicado no número 117 do *Archiv für Psychiatrie und Nervenkrankenheiten*, em 1944. O artigo apresentava uma descrição de casos de crianças com perturbações do comportamento análoga àqueles de crianças estudadas por Kanner. Entretanto a definição de Asperger era mais ampla, envolvendo casos com lesões orgânicas graves a outros manifestamente próximos da normalidade. Como a guerra devastava a Europa na época, o artigo não foi lido fora do círculo de leitores germanófonos. Mais tarde, no início dos anos 1980, foi redescoberto por uma assistente social inglesa, Lorna Wing, que o divulgou.

A obra seminal de Kanner abriu amplamente as portas para as pesquisas que se seguiram, uma vez que a descrição por ele proposta conduzia a características plausíveis para uma gama ampla de comportamentos diferenciados. No que se refere às hipóteses etiopatogênicas, como já foi apontado, elas era "ambíguas e variavam de um texto a outro" (Bursztejn, 2000, p. 10). Pode-se notar aí o exemplo típico de um conceito de textura aberta, sobre cujo campo de extensão incidirão consideráveis variações. Em função dos traços que serão acrescentados ou suprimidos da definição do conceito, serão excluídos ou incluídos neste domínio de extensão segmentos relevantes de crianças que sofrem de distúrbios mentais.

2. Algumas orientações da pesquisa desde 1943

A abordagem psicanalítica

Quando da publicação em 1943 do artigo inaugural de Kanner, surgira não só uma, mas diversas abordagens psicanalíticas sobre o autismo. Aquela cuja notoriedade que eclipsou as demais foi resultado do trabalho de Bruno Bettelheim (1903-1990), que entre 1944 e 1974 dirigiu a Escola ortogênica (de *ortho,* "reto" e, de *genesis,* "nascimento") da Universidade de Chicago. Bettelheim, de modo geral, estava de acordo com a sintomatologia apresentada por Kanner. Sua contribuição, no decorrer dessas décadas, consistiu notadamente na etiologia do autismo e no procedimento terapêutico a ser adotado. A principal causa do retraimento autista, segundo Kanner, era "a correta interpretação por parte da criança das afeições negativas por meio das quais era abordada pelas pessoas mais relevantes que a cercam" (B. Bettelheim, *La fortresse vide,* Paris, Gallimard, 1969, p. 97). Os pais, em especial a mãe, manifestariam o desejo de que o filho não existisse. Bettelheim esclarecia dizendo que "não é a atitude materna que produz o autismo, mas a reação espontânea do filho a essa atitude" (*ibid.*, p. 102). A síndrome autista só se torna crônica à medida que a mãe, por reação, rejeita o filho ou dele se afasta. O filho experimenta, então, a sensação de viver "uma situação extrema", comparada por Bettelheim àquela dos prisioneiros dos campos nazistas, vítimas de um programa de desumanização que os impelia a um distanciamento radical do mundo. Consequentemente, a terapêutica a ser empregada deveria envolver as seguintes indicações: respeito do modo de vida da criança na medida em que isso possa prestar-lhe proteção necessária para sobreviver, permitir que a criança decida sobre o tamanho de seu quarto e sobre as cores das paredes, oferecer-lhe um presente quando chega em casa e quando sai etc.

Uma característica, dentre outras, que já estava presente na definição de autismo apresentada por Kanner, tornou-se central para Bettelheim, a saber, o fator que desencadeava a patologia autística deveria estar vinculado às relações do filho com seus pais. Desse modo, a hipótese de qualquer fator orgânico ficava descartada. O resultado mais marcante a que se chegou, durante dezenas de anos, com tal abordagem, foi a forte culpabilização dos pais de crianças autistas. Admitindo-se a definição de Hacking de classes interativas, poder-se-ia considerar que tal entendimento do autismo teria por consequência, a modificação do comportamento dos pais e, em contrapartida as crianças autistas, sem mencionar o comportamento dos cuidadores.

Embora tenham sido conservados certos traços do procedimento terapêutico que lhe era associado (abandonando, porém, a exigência de um longo afastamento dos filhos em relação aos pais), essa concepção que privilegiava a relevância das relações com a mãe (involuntariamente nociva) foi atualmente abandonada. "[...] as pesquisas psicanalíticas contemporâneas se desembaraçaram dos a priori etiológicos, voltando-se para os mecanismos intrapsíquicos do autismo com o intuito de modificá-los" (Bursztejn, 2000, p. 19).

As classificações médicas

Durante muitas décadas, a síndrome de autismo defendida por Kanner foi relacionada, nos Estados Unidos, à esquizofrenia, único termo até então autorizado nos diagnósticos oficiais. Em outros países, de modo particular na França, a síndrome foi relacionada às psicoses precoces. No entanto, foi somente a partir dos anos 1970 que esse termo "autismo" foi levado ao centro das atenções e ocupou um lugar cada vez mais relevante nas classificações psiquiátricas (DMS-III, DSM-III R, CIM 10, CFTMEA, DSM-IV). Coube à terceira edição da classificação da Associação Psiquiátrica Americana, a DSM-III, implantar em 1981 esse período de intensas mudanças no campo da nosografia. De um lado, as entidades patológicas eram concebidas a partir de comportamentos observáveis. De outro lado, as afecções até então classificadas sob a denominação de psicoses infantis eram reunidas sob o rótulo de "transtornos invasivos de desenvolvimento" (TID). O autismo de Kanner se enquadrava em tríplice síndrome que combinava as "alterações qualitativas das interações sociais", as "alterações qualitativas da comunicação" e os "comportamentos, interesses e atividades abreviadas, repetitivas e estereotipadas". Em uma versão revista, a DSM-III R, publicada em 1987, distinguiam-se somente duas categorias de TID, a saber, o distúrbio autístico e o TID não especificado, a ser usado por insuficiência. Essas classificações, e de modo particular em sua versão revisada, ampliavam de modo notável a classe de casos de autismo com relação à primeira descrição apresentada por Kanner. De uma síndrome bem rara, o autismo se transformava em protótipo de distúrbios precoces graves. Nos debates acalorados que ocorreram no campo da nosografia desde então, o foco mais claro da atenção era o caráter discutível do recorte dos TID na DSM-III R. Na verdade, a escolha de uma abordagem estritamente comportamentalista, baseada no critério de neutralidade teórica, induziu à acusação de reducionismo manifestada notadamente por pedopsiquiatras franceses. Eles propuseram, em 1988, uma "Classificação francesa de distúrbios mentais da criança e do adolescente" (CFTMEA), que enfatizava mais os sintomas clínicos e a organização da personalidade, concebida como passível de evolução, graças a intervenções terapêuticas. O conjunto dos distúrbios mentais, no CFTMEA, era catalogado sob a rubrica das "psicoses infantis precoces", a saber, o autismo da descrição defendida por Kanner próxima de outras formas atípicas de autismo, com as "psicoses deficitárias" e com as "desarmonias psicóticas". Nessa abordagem, a especificidade do autismo de Kanner ficava resguardada. Em 1993, a 10ª revisão da Classificação Internacional das Doenças (CID 10) da Organização Mundial da Saúde (OMS) seguiu um ponto de vista intermediário e aceitava a noção de TID apresentada no DSM-III, mas distinguiu a categoria de autismo atípico referente a casos associados a retardo mental. Ela propunha igualmente a noção de síndrome de Asperger para indicar casos sem deficiência mental, nem retardo de linguagem. Na linha de alguns trabalhos, essa síndrome deveria, aliás, ser considerada de maneira independente em relação ao autismo. Tal diversificação encontra-se também no DSM-IV, publicado em 1994.

A grande quantidade de variantes de distúrbios graves do desenvolvimento psíquico provocou, desde algumas décadas, recortes diferenciados, em cujo âmbito o conceito de autismo cobre um campo de extensão com dimensões variáveis. Como observa Bursztejn (2000, p. 16), o autismo de Kanner é o ponto axial em torno do qual existe um "halo" de casos cujos indícios são menos característicos ou intermitentes. No conjunto das classificações, o risco eventual ao qual se está sujeito é o de uma demasiada heterogeneidade, o que pode provocar maior dificuldade para as pesquisas etiológicas, impedidas desse modo de conduzir a busca das causas específicas dos distúrbios, caso esses eventualmente não manifestem nenhuma especificidade.

As hipóteses de uma causa orgânica

Ao contrário das causas evocadas pelos psicanalistas (a saber, a presença de conflito psicodinâmico entre a mãe e o filho, ou um sofrimento existencial severo vivido pela criança), grande número de trabalhos, nos últimos trinta anos, privilegiaram a abordagem segundo a qual o autismo seria uma enfermidade de ordem biológica, induzida por uma disfunção orgânica. É de se observar que, em se tratando de uma anomalia do desenvolvimento, a busca por fatores orgânicos não deve ser necessariamente entendida como uma busca exclusiva de fatores ambientais. "Afinal de contas, para que seja realizado o desenvolvimento, deve haver necessariamente uma interação, uma influência recíproca entre esses fatores", ponderava Utah Frith em 1986 (1996, p. 117).

Mesmo que seja reconhecida essa influência recíproca, permanece o problema de os estudos, seja na área da Bioquímica, da Neurofisiologia, da Genética ou da Psicofisiologia (esta última dedicando-se à medida de funções neurovegetativas, como o ritmo cardíaco ou as correntes elétricas emitidas pelo cérebro), não lograrem em evidenciar um fator presente nos casos de autismo analisados. Desse modo, as pesquisas neurofisiológicas, especificamente as encaminhadas por A. Damasio e R. G. Maurer ("A Neurological

Model for Childwood Autism", *Archives of Neurology,* 35, 1978, p. 777-786), focaram a atenção sobre a existência de uma lesão no sistema dopaminérgico do cérebro, que se projeta nos gânglios da base e em determinadas regiões dos lóbulos frontais e temporais. O estudo era plenamente confiável, uma vez que tinha por objeto animais e humanos adultos lesionados no cérebro, e assim não havia garantia, apesar da similaridade dos sintomas, de que as lesões de tais sujeitos da pesquisa se situavam no mesmo local correspondente ao das crianças autistas. Outros trabalhos foram desenvolvidos, mas caminharam na mesma direção. Um dentre eles, conduzido por J. M. Rumsey e S. D. Hamburger, e que dizia respeito a dez homens autistas sem retardo mental, chegou à conclusão de uma insuficiência bem nítida nos testes, possibilitando o diagnóstico das disfunções do sistema frontal.

As pesquisas genéticas, por sua vez, voltaram-se para as anomalias cromossômicas (sobretudo a indicação das mutações sobre o cromossomo X), para o conjunto do genoma das famílias com ao menos dois filhos autistas (os estudos realizados identificaram uma predisposição do autismo em certas regiões dos cromossomas 2 e 7), para as doenças genéticas, tais como a esclerose tuberosa, a síndrome de Rett, a fenilcetonúria.

No conjunto desses campos de pesquisa, atualmente os trabalhos continuam.

As ciências cognitivas e a Teoria do Espírito

No campo das ciências cognitivas, as pesquisas são orientadas tanto para "as modalidades particulares do funcionamento da inteligência das crianças autistas quanto para a detecção de uma possível deficiência cognitiva, considerada por certos autores como a eventual causa primária do autismo, uma espécie de deficiência basal cujos distúrbios relacionados não seriam, nesta perspectiva, senão a consequência" (P. Ferrari, *L'autisme infantile*, Paris, Puf, 2004, p. 29). Assim, por exemplo, no âmbito da percepção espacial, Utah Frith e Beate Hermelin expuseram dois tipos de quebra-cabeças às crianças: "Os quebra-cabeças se apresentavam ou como peças retangulares com imagens, ou como peças com formas semelhantes às de um quebra-cabeça usual, porém sem imagens. As crianças autistas atingiram melhor resultados na montagem dos quebra-cabeças que as crianças normais de mesma idade" (U. Frith e B. Hermelin, "The Role of Visual and Motor Cues for Normal, Subnormal and Autistic Children", *Journal of Child Psychology and Psychiatry*, 10, p. 153-163, 1969). Esse sucesso, especialmente no caso dos quebra-cabeças sem imagem, pode ser explicado pelo fato de que o autista não é atento senão aos detalhes. Ele não os apreende como sendo, antes de tudo, componentes de uma estrutura que assegura seu sentido, mas como estímulos sobre os quais se concentra exclusivamente seu interesse. Isso pode significar, para Frith, uma "privação de coerência central", donde decorreria para o autista a experiência de perceber o mundo como fragmentado. A experiência vivida de tal mundo explicaria sua indiferença em relação ao ambiente social que ele não é capaz de organizar em um todo dotado de significação.

As pesquisas no campo das ciências cognitivas focalizaram igualmente os planos da linguagem, da memória, da simbolização, no entanto sua contribuição mais relevante desde a metade dos anos 1980 se refere ao vínculo que elas instituíram entre autismo e "Teoria do Espírito". O artigo fundador a propósito desse tópico foi o de Utah Frith, Simon Baro-Cohen e A-M Leslie, publicado em 1985 com o título "Does the Autistic Child Have a 'Theory of Mind'?" (*Cognition*, 21, p. 37-46). Esse estudo baseava-se nos trabalhos de David Premack e Guy Woodruff sobre a existência de uma intencionalidade nos chimpanzés e no método concebido por Heinz Wimmer e Joseph Perner. A expressão "teoria do espírito" significa a capacidade que possuímos de reconhecer em outros seres humanos os estados mentais (crenças, desejos, e intenções). Tal capacidade nos autoriza, de certo modo, a antever seus comportamentos e a ajustar nossos próprios comportamentos aos deles. Uma vez que nós os possuímos, é-nos permitido pensar a propósito do herói de um filme confrontado a uma mulher diabólica: "Ele deseja que ela imagine que ele desconhece que ela tem a intenção de enganar seu irmão" (D. Dennet, *La stratégie de l'interprète,* Paris, Gallimard, p. 68). O desenvolvimento de uma teoria do espírito é um empreendimento de longa duração, e não é senão por volta da idade de três ou quatro anos que um ser humano tem a capacidade de "mentalizar" dessa forma. Para averiguar se as crianças autistas dispunham de uma teoria do espírito, Baro-Cohen, Frith e Lesli conjecturaram a seguinte experiência: colocaram em cena duas bonecas, Sally e Ann. Sally de posse de um cesto e Ann de uma caixa. Sally toma uma bola e a coloca em seu cesto. Em seguida, Sally sai. Em sua ausência, Ann toma a bola do cesto de Sally e a coloca em sua caixa. Sally entra novamente em cena. Os três pesquisadores indagaram a crianças normais, a trissômicas e a autistas, onde, segundo elas, Sally deveria procurar a bola. Diferentemente das outras crianças, as crianças autistas responderam que a bola se encontrava na caixa de Ann, sem levarem em conta o que pudesse pensar Sally. Esse resultado experimental foi corroborado por outros autores.

Esses trabalhos tiveram atualmente diversos desdobramentos. Porém não se tem certeza de que indiquem uma deficiência que pudesse ser característica do autismo.

IV. Conclusão

O autismo representa uma ilustração plausível da dificuldade em se delimitar o tipo de distúrbio mental, em se estabelecer a etiologia (concebida ou não como multifatorial) e em se alocar os recursos terapêuticos mais indicados. Caso a textura aberta de um conceito empírico não exclua a possibilidade de se conseguir revelar suas características essenciais, pelo menos até nova ordem tal consenso a respeito do autismo não está ainda assegurado. E, mais ainda, o que está atualmente sujeito a um remanejamento da nosografia psiquiátrica é antes o conjunto dos distúrbios mentais. O fato de os transtornos reunidos sob o conceito de autismo referirem-se às patologias naturais que podem levar à formação de classificação interativa, na acepção de Ian Hacking, só traz complicações, como pode ser notado ao se constatar algumas das flutuações do campo de extensão do conceito.

Cronologia da Medicina

Medicina chinesa

— 2600 a.C.: A Houang Ti é atribuída a autoria do Nei-King, Primeiro Tratado de Medicina Chinesa.

— 1300 a.C.: As tábuas divinatórias comportam noções de Medicina mágica.

— 550 a.C.: Lao-Tseu funda o taoísmo e, na obra Tao-te-Kink, sinaliza o interesse terapêutico nas plantas.

— 300 a.C.: Pien-Tsio propõe um tratado de matéria médica: acupuntura e plantas.

— ~ 300 a.C.: Surgimento dos princípios do Yin e do Yang ordenando a harmonia do universo.

— 168 d.C.: Tchang-Tchang-King elabora diversos tratados de patologia e terapêutica.

— 300 d.C.: Wang-Chou-Ho redige em 10 volumes o tratado do pulso.

— 500 d.C.: T'ao Kong-King institui uma farmacopeia oficial de 730 medicamentos.

— 624 d.C.: Criação do estatuto do corpo médico prevendo o ensino oficial nos hospitais imperiais.

— ~ 1020 d.C.: Zhou Dunyi apresenta um quadro cosmológico no qual estão presentes as forças do Yin e do Yang.

Medicina dos sumérios e dos assírio-babilônicos

— 2100 a.C.: Tábuas de Nippur comportando prescrições farmacológicas.

— 1700 a.C.: Elaboração do Código de Hammurabi.

Medicina egípcia

— ~ 1700 a.C.: Papiro Edwin-Smith, que comporta noções de anatomia e cirurgia.

— ~ 1550 a.C.: Papiro Ebers, contendo indicações relativas a diversas centenas de entidades patológicas e prescrições.

Medicina dos hebreus

Para os hebreus, as doenças eram consideradas castigo divino destinadas a punir os humanos.

Somente Deus podia curar.

Papel relevante no domínio da higiene e da medicina preventiva.

Medicina grega

— ~ 600 a.C.: Fundação da escola de Cós.

— Por volta de 520 a.C.: Cura milagrosa no templo de Epidauro dedicado à glória de Asclépio.

— 460 a.C.: Nascimento de Hipócrates.

Medicina romana

— 293 a.C.: O culto a Asclépio (Esculápio em latim) é introduzido em Roma.

— 46 a.C.: César promulga o Direito de Cidadania para os médicos.
— 129: Nascimento de Galeno.

Medicina pré-colombiana

Na civilização pré-colombiana, a doença é consequência de uma ação divina ou produto da maldade humana. A terapêutica baseava-se sobre o emprego de plantas com virtudes diuréticas, laxativas ou vomitivas. Um procedimento cirúrgico primitivo era praticado.

Medicina árabe

— 570: Nascimento de Maomé, fundador do Islam.
— 910: Rhazés publica sua obra principal, *Kitab LTIBB AL Mansuri* (em latim o *Continente*).
— 932: O califa Al-Muqtadir determina como obrigatória a posse de diploma para exercer a Medicina.
— ~ 1000: Publicação do tratado de cirurgia de Abulcasis intitulado *Kittab Al Tasrif*.
— ~ 1020: É publicada a mais importante obra de Avicena, o *Quannun fit'tibb*, traduzido ao grego e ao latim: *Canon de la médecine*.
— 1284: Fundação do grande hospital El Mansouri no Cairo.

Medicina brasileira

— Séc. XVI: Medicina indígena envolta em aspectos místicos. Cirurgiões-barbeiros realizavam procedimentos cirúrgicos.
— 1543: Brás Cubas cria a Santa Casa de Misericórdia do Brasil.

— ~ 1549: Jesuítas chegam ao Brasil e trazem as práticas médicas para o tratamento das doenças europeias que afligiam os índios. As enfermarias jesuíticas se espalham pelo Brasil.

— Séc. XVI e XVII: Mestre João, físico e cirurgião, chega ao Brasil, sendo o primeiro profissional de Medicina a pisar em solo brasileiro.

— 1648: Willen Piso escreve "De Medicina Brasiliense" e a primeira parte do "História *Naturalis Brasilae*", em coautoria com George Marcgraf.

— Séc. XVIII: Aparecem os primeiros cirurgiões diplomados.

— 1759: A maior parte das enfermarias jesuíticas é transformada em hospital militar.

— 1771: Fundação da Academia Científica Brasileira.

— 1779: Extinção da Academia Científica Brasileira.

— 1808: Criação da primeira escola superior de Medicina – Escola de Cirurgia da Bahia. Criação da segunda escola superior de Medicina – Escola de Cirurgia do Rio de Janeiro.

— 1813: Lei que eleva as escolas superiores de Medicina à categoria de Academia de Medicina e Cirurgia.

— 1826: Dom Pedro I confere independência e poder às Academias de Medicina e Cirurgia para a oficialização do diploma dos alunos formados no Brasil.

— 1829: Criação da Sociedade de Medicina do Rio de Janeiro.

— 1832: A Regência Trina Permanente transforma as Academias de Medicina e Cirurgia em Faculdades de Medicina.

— 1850: Dom Pedro II cria a Junta Central de Higiene.

— 1852: Criação do hospital Dom Pedro II, no Rio de Janeiro.

— 1854: O currículo do ensino médico brasileiro passa a ter 18 disciplinas. Determina-se a intalação de laboratórios e anfiteatros, e que a direção da faculdade de Medicina seja exercida por um diretor juntamente com uma congregação de lentes.

— ~ 1857: Surgimentos das sociedades beneficentes e seus respectivos hospitais.

— 1859: O currículo do ensino de Medicina passa a ter 26 disciplinas. O juramento religioso é abolido. O ingresso das mulheres ao curso de Medicina e a livre frequência dos alunos nas aulas são autorizados.

— 1866: Criação da Gazeta Médica da Bahia.

— 1881: A Junta Central de Higiene é substituída pela Inspetoria Geral de Saúde e Higiene.

— 1884: Abolição da livre frequência dos alunos nas aulas. Instituição de uma revista bimestral para a publiação de trabalhos científicos. Aumento dos laboratórios e das exigências aos candidatos a alunos de Medicina. Criação do curso de Odontologia.

— 1890: Decreto Federal n. 169 estabelece que os Estados deveriam seguir a legislação federal até a organização de seus próprios serviços sanitários.

— 1892: Organização dos Serviços Sanitários.

— 1899: Criação da terceira faculdade de Medicina, em Porto Alegre (RS).

— Final do séc. XIX: Desenvolvimento das pesquisas médicas brasileiras por Oswald Cruz, Adolfo Lutz, Vital Brasil, Carlos Chagas, Emílio Ribas, Gaspar Viana, Rocha Lima e outros.

— 1911: Criação da Faculdade de Medicina de Belo Horizonte (MG).

— 1912: Criação da Faculdade de Medicina de São Paulo (SP).

— 1919: Criação da Faculdade de Medicina de Belém (PA).

— 1940: Criação do sistema de residência médica.

— 1951: Criação da Sociedade Médica Brasileira. Criação do Conselho Federal de Medicina (CFM).

Medicina da Idade Média Ocidental

— 651: Criação do Hotel de Deus em Paris.
— ~ 800: Criação da escola de Salerno.
— ~ 1120: Fundação da Universidade de Bolonha.
— 1163: O exercício da cirurgia foi condenado pelo clero, no Concílio de Tours, segundo o princípio *"Ecclesiae abhorret a sanguine"* (a Igreja tem horror de sangue).
— 1181: Início do ensino de Medicina em Montpellier.
— 1248: Fundação da Universidade de Cambridge.
— 1257: Fundação do Colégio Robert de Sorbon, que está na origem da Universidade da Sorbonne.
— 1345-1352: Peste negra na Europa.

Medicina do Renascimento

— 1457: É impresso em Moguncia, o primeiro livro de Medicina (calendário das purgações).
— 1478: É autorizada em Paris a primeira dissecação pública.
— 1490: Fundação, em Pádua, do primeiro anfiteatro de anatomia.
— 1495: Primeiros casos de soldados acometidos pela sífilis durante o cerco de Nápoles.
— 1542: Fernel publica *De naturali parte medicinae libri Septem* (Sete Livros da parte natural da Medicina).
— 1543: Vesálio publica, em Basileia, sua obra *De humani corporis fabrica libri septem* (Sete livros sobre a organização do corpo humano).

— 1545: Paré publica: *Méthode de traicter lês playes faictes par harquebutes et aultres bastons à feu et de celles qui sont faictes par flèches, dards et semblables* (Método de tratamento de ferimentos produzidos por flechas, dardos e assemelhados).

— 1546: Frascator utiliza pela primeira vez o termo "sífilis".

— 1553: Servet publica *Christianismi Restitutio*.

— 1564: Paré publica os *Dix Livres de la chirurgie avec le magasin des instruments nécessaires à icelle* (Dez Livros da cirurgia com o manual de instruções necessárias a ela).

Medicina do século XVII

— 1622: Aselli põe em evidência os vasos linfáticos.

— 1628: Harvey descobre a circulação do sangue.

— 1651: Pecquet descobre o circuito linfático.

— 1661: Malpighi descobre os capilares pulmonares.

— 1667: Denis pratica a primeira transfusão, com sangue de cordeiro, realizada no homem.

— 1672: De Graff descobre o folículo ovariano.

— 1673: Van Leeuwenhoek descobre os animálculos (bactérias) por meio do microscópio.

— 1677: Van Leeuwenhoek descobre os espermatozoides por meio do microscópio.

Medicina do século XVIII

— 1731: Fundação da Academia Real de Cirurgia na França.

— 1753: Lind publica o *Traité sur le scorbut* (Tratado sobre o escorbuto).

— 1774: Joseph Priestley isola o ar deflogisticado (oxigênio).

— 1781: Baudelocque publica a obra *L'Art des accouchements* (A arte dos partos).

— 1789: Franck publica o *Système de politique médicale globale* (Sistema de política médica global).

— 1796: Jenner realiza a primeira vacinação antivariólica.

Medicina do século XIX

— 1801: Pinel propõe um tratamento mais humano para os deficientes mentais.

— 1805: Sertüner descobre a morfina.

— 1816: Laenec inventa o estetoscópio.

— 1820: Pelletier e Cavantou descobrem a quinina.

— 1821: Luís XVIII funda a Academia Real de Medicina.

— 1846: Primeira demonstração, por Morton, da utilização do éter como anestésico.

— 1847: Simpsom utiliza o clorofórmio para a anestesia geral.

— 1847: Semmelweis mostra que a febre puerperal é transmitida pelos médicos e propõe a utilização de um antisséptico para prevenir a enfermidade.

— 1853: Snow estuda o desenvolvimento de uma epidemia de cólera.

— 1858: Virchow introduz a noção de patologia celular.

— 1865 Bernard publica a *Introduction à l'étude de la médecine expérimentale* (Introdução ao estudo da Medicina experimental).

— 1867: Lister publica sua obra sobre cirurgia asséptica.

— 1873: Hansen descobre o bacilo da lepra.

— 1878: O termo "micróbio" é adotado pela Academia das Ciências por propositura do cirurgião Sédillot.

— 1879: Neisse descobre o gonococo responsável pela blenorragia.

— 1880: Laveran descobre o hematozoário do paludismo, e Pasteur o estafilococo.

— 1882: Koch descobre o bacilo da tuberculose.

— 1883: Klebs descobre o bacilo da difteria.

— 1889: Kisato isola o agente patogênico responsável pelo tétano.

— 1895: Röntgen descobre os raios X.

Medicina do século XX

— 1901: Tamakine isola e purifica a adrenalina. Descoberta dos grupos sanguíneos por Landsteiner.

— 1902: Richert e Portier descobrem a anafilaxia.

— 1906: Pirquet elabora o conceito de alergia.

— 1907: Einthoven põe em funcionamento o eletrocardiograma.

— 1909: Ehrlich desenvolve um tratamento da sífilis.

— 1921: Banting e Macleod descobrem a insulina.

— 1928: Fleming descobre a penicilina.

— 1929: Berger põe em funcionamento o aparelho de eletroencefalografia.

— 1932: Ruska inventa o microscópio eletrônico.

— 1935: Domagk descobre os sulfamídios.

— 1939-45: Desenvolvimento da reanimação e da transfusão.

— 1940: Landsteiner identifica o fator Rhesus.

— 1940: Florey e Boris completam a fabricação da penicilina.

— 1943: Waksman descobre a estreptomicina.

— 1948: Hench utiliza a cortisona.

— 1949: Enders, Weller e Robins concluem a técnica de culturas celulares.

— 1952: Hamburger procede ao enxerto de rim.

— 1953: Watson e Crick elaboram o modelo da dupla hélice do DNA.

— 1955: Pincus realiza a primeira tentativa conclusiva do experimento de uma pílula contraceptiva.

— 1958: Dausset evidencia a existência de grupos leucocitários HLA (Human Leucocyte Antigens).

— 1959: Turpin explica origem da trissomia 21.

— 1963: Starzl realiza o primeiro transplante de fígado.

— 1967: Barnard realiza com sucesso o primeiro transplante cardíaco.

— 1978: Primeiro bebê de proveta.

— 1981: Primeiros casos de AIDS.

— 1992: Cohen e Weissenbach completam o primeiro mapa do genoma humano.

— 2001: Sequência quase completa do genoma humano.

Bibliografia

ANDLER, D., FAGOT-LARGEAULT, A. ET SAINT-SERNIN, B., *Philosophie des sciences*. T. 1 et 2, Paris, Folio Essais, 2002. (ANDLER, D.; FAGOT-LARGEAULT, A. & SAINT-SERNIN, B. *Filosofia das ciências*. 2 volumes. Rio de Janeiro: Atlântica Editora, 2005.)

BARIETY, M. ET COURY, C. *Histoire de la médecine*. Paris, Puf, 1971.

BERNARD, C. *Introduction à l'étude de la médecine expérimentale*. Paris, Garnier Flammarion, 1966 (1 éd. 1865). (BERNARD, C. *Introdução à medicina experimental*. Lisboa: Guimarães Ed., 1978.)

_____. *Príncipes de medicine expérimentale*. Paris, PUF, 1987 (1 éd. 1947).

BURSZTEJN, C. "De l'autisme de Kanner aux troubles autistiques: évolution des idées et des concepts", *Autisme: perspectives actuelles*. Paris, L'Harmattan, 2000, p. 9-24.

CANGUILHEM, G. *Études d'histoire et de philosophie des sciences* Paris, Vrin, 1983.

_____. *La connaissance de la vie*. Paris, Vrin, 1989.

CHALMERS, A. F. *Qu'est-ce que la science?* Paris, La Découverte, 1987. (CHALMERS, A. F. *O que é ciência afinal?* São Paulo: Brasiliense, 1995.)

DELAPORTE, F. *Le Savoir de la maladie: Essai sur le choléra de 1832 à Paris*, Paris, Puf, 1990.

Fagot-Largeault, A. *Les causes de la mort, histoire naturelle et facteurs de risque.* Paris, Vrin, 1989.

Farley, J. et Geison, G. "Le débat entre Pasteur et Pouchet: science, politique et génération spontanée au XIX siècle en France", *La science telle qu'elle se fait.* Paris, La Découverte, 1991, p. 87-145.

Frith, U. *L'énigme de l'autisme.* Paris, Odile Jacob, 1996.

Gillies, D. "Hempelian and Kuhnian Approaches un Philosophy of Medicine: The Semmelweis Case", *Studies in History and Philosophy of Biological and Biomedical Sciences.* 2005, 36, p. 159-181.

Grmeck, M. *Histoire de la pensée médicale en Occident*, Paris, Seuil, T. 1, 1995; T. 2, 1997; T. 3, 1999.

Hacking, I. *Entre science et réalité. La construction sociale de quoi?* Paris, La Découverte, 2001.

_____. *Les fous voyageurs.* Paris, Les Empêcheurs de penser en rond, 2002.

_____. "La fabrication dês malades", entretien avec S. Ruphy, *La Recherche Hors série*, 2004, n. 16, p. 46-48.

Hempel, C. *Éléments d'épistémologie.* Paris, Armand Colin, 1972.

Kuhn ,T. S. *La structure des révolutions scientifiques.* Paris, Flammarion, 1983. (Kuhn, T. S. *A estrutura das revoluções cientificas.* São Paulo: Perspectiva, 2003.)

Latour, B. "Pasteur et Pouchet: hétérogèse de l'histoire des sciences", *Éléments d'histoire des sciences.* Paris, Bordas, 1989, p. 423-445.

Lecourt, D. (Ed.). *Dictionnaire de la pensée médicale.* Paris, Puf, 2004.

MARSHALL, R. (Ed.), *Helicobacter Pioneers*. Victoria, Blackwell, 2002.

MARTIRE JR., L. *História da Medicina Curiosidades & Fatos*. Astúrias: São Paulo, 2004.

_____. *História da Medicina Curiosidades & Fatos*. Vol. II. Astúrias: São Paulo, 2006.

_____. *História da Medicina Curiosidades & Fatos*. Vol. III. Astúrias: São Paulo, 2008.

MOTT, M. L., MUNIZ, M. A. ET AL. "Médicos e Médicas de São Paulo e os Livros de Registros do Serviço de Fiscalização Profissional (1892-1936)", *Cienc. saúde coletiva*, vol. 13, n. 3, Rio de Janeiro, mai/jun 2008.

MEYER, P. ET TRIADOU, P. *Leçons d'histoire de la pensée médicale*. Paris, Odile Jacob, 1996.

PASTEUR, L. *Écrists scientifiques et médicaux*, Paris, Garnier-Flammarion, 1994.

_____. *Oeuvres de Pasteur*. Tome 2, Paris, Masson, 1922.

PICHOT, A. *Histoire de la notion de vie*. Paris, Gallimard, 1993.

PORTER, R. *The Cambridge History of Medicine*. Cambridge, Cambridge Univesity Press, 2006.

RASCHED, R. ET MORÉLON, R. (Eds), *Histoires des sciences arabes*. T. 3, "Technologie, alchimie et sceinces de la vie", Paris, Seuil, 1997.

RAYNAUD, D. *Sociologie des controverses scientifiques* Paris, Puf, 2003.

ROSTAND, J. *La genèse de la vie*. Paris, Hachette, 1943.

SALLES, P. *História da Medicina Brasileira*. 2ª ed. Editora Coopmed: Belo Horizonte, 2004.

Santos, L. C. F. *História geral da Medicina Brasileira*. Vol. 1. Editora da Universidade de São Paulo: São Paulo, 1977.

_____. *História da Medicina no Brasil*. Tomo 1. Editora Brasiliense: São Paulo, 1947.

_____. *História da Medicina no Brasil*. Tomo 2. Editora Brasiliense: São Paulo, 1947.

Semmelweis, I. *Die Ätiologie, der Begriff und die Prophylaxis des Kindebettfiebers* 1861, Leipzig, edité par P. Zweifel, Zentralantiquariat, 1968.

Thagard, P. *How Scientists Eexplain Disease*. Princeton, Princeton University Press, 1999.

Vernant, J. -P. *Les origines de la pensée grecque*. Paris, Puf, 1962. (Vernant, J. -P. *As origens do pensamento grego*. São Paulo: Difel, 2002.)

Waismann, F. "La vérifiabilité", *Philosophie des sciences*. Paris, Vrin, 2004, p. 325-360.

Índice remissivo

abdução, 109, 113, 114, 127
analogia, 54, 97, 114, 124, 128
anatomia, 22, 24, 26-28, 45, 51, 52, 86, 95
animismo, 34, 35
autismo, 163, 165, 167-177, 179

bacteriologia, 65, 125, 133, 141
Bernard, C., 56-58, 82, 108, 129, 188
biologia molecular, 68, 73, 75

causa, 129, 130, 133
coincidência, 129, 130
contágio, 41, 62, 63, 120, 121
controvérsia, 44, 139, 141-145, 151-157, 159-161
correlação, 128, 129, 132, 133

dedução, 58, 106, 107, 110, 113, 114
Descartes, R. 32-36

endocrinologia, 70
ensaio clínico, 83, 137
epidemiologia, 42, 59, 60, 62, 67, 76, 77, 80, 81
experiência, 23, 33, 45, 57, 58, 74, 79, 80, 82, 83, 143, 147, 150, 177, 178

fisiologia, 22, 25, 35-37, 52, 55-58, 85
Fleming, A., 115, 116, 189

Galeno, 22-25, 27-29, 32, 33, 45, 183
genética, 68, 74, 175
geração espontânea, 63, 64, 141-146, 151, 153-156, 159
germe, 65, 71, 77, 122, 125, 130, 144-150, 157
Graunt, J., 40, 42

Harvey, W., 33, 34, 187
Helmholtz, H., 55
Hill, A. B., 76, 78-79
Hipócrates, 63, 182
humores/humorismo, 18, 19, 22, 85

indução, 107, 108, 114, 127

Jenner, E., 44, 45, 188

Kanner, L., 168-174
Koch, R., 62, 65, 77, 122, 125, 133, 189

Laennec, R. T. H., 48, 50, 51, 53
Liebig, J., 59, 158, 159
Lind, J., 43, 187
Lister, J., 117, 122, 188
Louis, P. C. A., 53, 54, 60-62, 64

Marshall, B., 123-127, 130, 132-138, 140

Mecanicismo, 31, 34, 35
Medicina Baseada em Evidências, 76, 81-82
método anatomoclínico, 47, 49, 53
metodologia experimental, 80, 155
miasmas, 119-121
microbiologia, 63, 78, 126, 138, 141, 159

paradigma, 82, 118, 119, 122, 140
Pasteur, L. 64, 71, 72, 116, 122, 125, 141, 142, 145-160
patologia mental, 163, 164
Petty, W., 39, 42
Pouchet, F. A., 141, 145-147, 149-151, 153-157, 159, 160
Probabilidade, 38, 39
Pseudoserendipidade, 115, 116, 127

saúde pública, 38, 39, 61, 76, 79
Semmelweis, I., 63, 105-109, 111-114, 116-123, 135, 140
serendipidade, 115, 116, 126
Snow, J., 62, 63
Sydenham, T., 38

Vesálio, 28, 186
virologia, 71
vitalismo, 34-36, 59

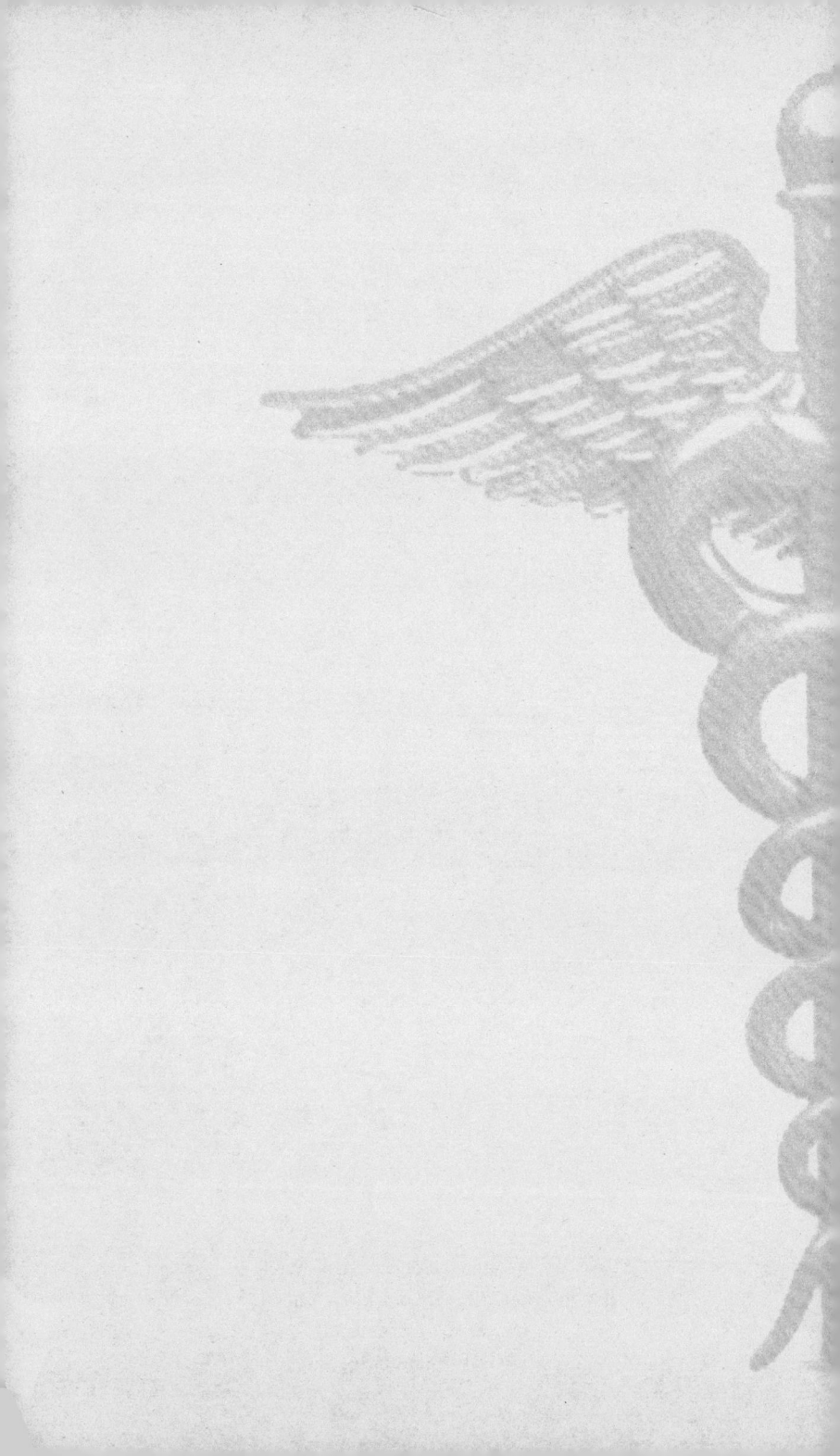

Esta obra foi composta em sistema CTcP
Capa: Supremo 250 g – Miolo: Pólen Natural 70 g
Impressão e acabamento
Gráfica Santuário